かげさんの トレーン図鑑

著
かげ

監修
石松伸一
聖路加国際病院院長

編集協力
牧 賢郎
一般社団法人誠創会
代表理事

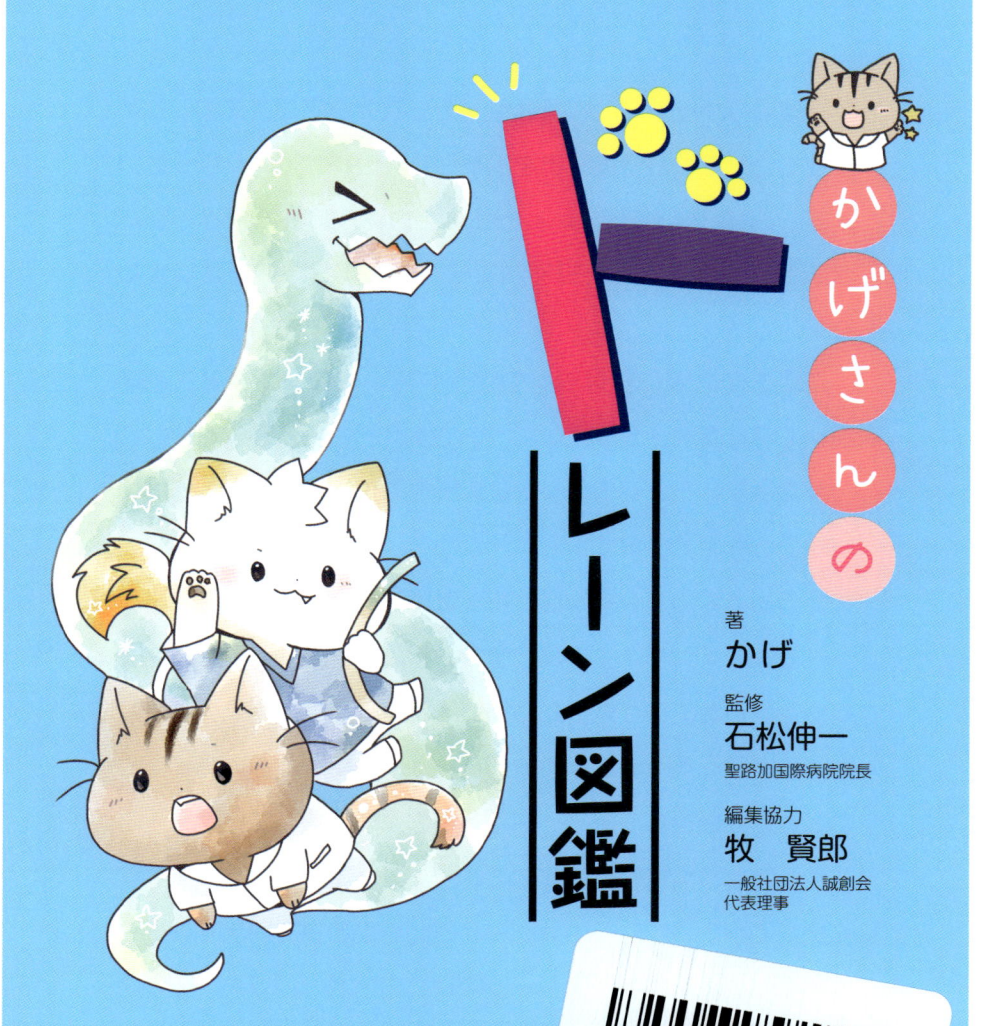

Gakken

はじめに

　看護師のかげです。本書は月刊ナーシングで2019年に執筆させていただいた特集記事を加筆したものがベースとなっています。「書籍化してほしい」と多くの方々からお声がけをいだきまして5年の歳月を経て刊行されました（お待たせしました！）

　この5年の間に私は外科の混合病棟、救命センターと臨床現場に身を置き、ドレーンについて多くの知識と経験を積むことができました。そういった臨床現場の生の声も一緒に届けられたらと考えています。

　私の初めてのドレーンは、新人看護師時代での胸腔ドレーン……ではなく、小学生の頃の整形外科の手術中に留置されたドレーンでした。目が覚めたら消灯された薄暗い部屋で、体にかかった布団をそうっとめくったら動かない足から赤い管が出ていて、それがまるで恐ろしい生き物のように感じて助けを呼ぶことができず声を殺して泣いていました。本書でドレーンを蛇に例えて解説しているのはそんな思い出から来ています。

　勉強して、経験してドレーン管理に自信がついても、患者さんにとっては得体の知れない異物。不安で恐ろしいものです。ぜひこれからもその感覚を忘れずに持っていてください。

最後に本書を手に取ってくださった皆さま、お忙しいなか監修してくださった石松先生、牧先生、書籍化の機会をくださった編集部の向井様、わかりやすい書籍に編集してくださった瀧本様へ感謝申し上げます。

　本書でドレーン管理を学んで、臨床現場で患者さんと医療者が安心して治療を受ける、行うことができますように。

2024 年　看護師のかげ

CONTENTS

はじめに ……………………………………………………… 2

1章　ドレーン管理の基礎を知ろう

1 ドレーンを知る ……………………………………… 8
　①ドレーンを入れるのは何のため？ …………………… 8
　　目的別ドレーンのポイント ………………………… 9
　②ドレーンにはどんな種類があるの？ ………………… 11
　　ドレーンの種類別のポイント …………………… 12
　③ドレーンの物品を知ろう ………………………… 14
　　ドレーンの形状と素材 ……………………………… 14
　　排液バッグ（J-VAC® ／パウチ式／ SB バック）……… 17
　　胸腔ドレーンの管理上の注意点 …………………… 20
2 ドレーンを看る・触る ……………………………… 22
　①ドレーン管理のチェックポイント …………………… 22
　②排液の色と変化・量増減の見方 …………………… 23
　③ドレーンのいろいろな固定方法やチューブ整理のポイント 24
　④ドレーン抜去の手順とポイント ……………………… 26
3 ドレーンのトラブル！ こんなときどうする？ ……… 27
　① SB バックでクランプ解除を忘れドレーンが閉塞 …… 27
　②胸腔ドレーンの接続部外れ ………………………… 30
　③患者がハサミでドレーンを切断 ……………………… 33
　④いつの間にかドレーンの長さが違う ………………… 36
　⑤ドレーンが詰まった ………………………………… 39

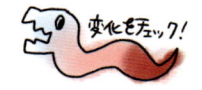

🐾 2章　代表的なドレーンをおさえてみよう

管理とケアを学ぼう！ドレーンの留置部位 ……………………… 44

1 脳外科 …………………………………………………………… 45
　①脳室ドレーン／脳槽ドレーン ………………………………… 45
　②硬膜外ドレーン／血腫腔ドレーン …………………………… 50
　③腰椎ドレーン ……………………………………………………… 54

2 心臓外科 ………………………………………………………… 57
　①開心術後 ………………………………………………………… 57

3 消化器外科 ……………………………………………………… 61
　①胃管とイレウス管の違い ……………………………………… 61
　②胆道ドレナージ ………………………………………………… 65
　③胃切除術後 ……………………………………………………… 70
　④食道切除・再建術後 …………………………………………… 73
　⑤結腸切除術後 …………………………………………………… 78
　⑥直腸切除術後 …………………………………………………… 80
　⑦肝切除術後 ……………………………………………………… 84
　⑧胆嚢摘出術後 …………………………………………………… 87
　⑨膵切除・膵尾部切除術（DP）後 ……………………………… 89
　⑩膵頭十二指腸切除術（PD）後………………………………… 91

4 整形外科 ………………………………………………………… 95
　①関節腔ドレナージ／大腿骨骨頭置換術後 …………………… 95

🐾 付録　知っておきたいドレーン機器

メラサキューム ……………………………………………………100

コラム：ドレーン管理の重要性と本書への思い
　　　　　ー編集者の入院体験からの気付き …………………104

おわりに ……………………………………………………………106

索引 …………………………………………………………………108

引用・参考文献

1）永井秀雄監：ドレーン＆チューブ管理マニュアル 改訂第2版. Gakken，2019.

2）窪田敬一編：全科 ドレーン・カテーテル・チューブ管理 完全ガイド. 照林社，2015.

3）佐藤憲明編：ドレーン・チューブ管理＆ケアガイド. 中山書店，2014.

4）田口芳雄監：脳・神経 ビジュアルナーシング. Gakken，2014.

5）安田是和監：消化器・吸収・排泄イラストレイテッド. Gakken，2010.

6）日本ビニル工業会ホームページ：ポリ塩化ビニルに関するQ&A〜答え〜.
　　http://www.vinyl-ass.gr.jp/answer.html

装丁・本文デザイン・DTP　wadama
編集協力　瀧本　真弓
校正　ボーテンアサせくりみ

1章 ドレーン管理の基礎を知ろう

1 ドレーンを知る

①ドレーンを入れるのは何のため？

情報ドレーン

術後出血や縫合不全の
早期発見の目的のドレーン

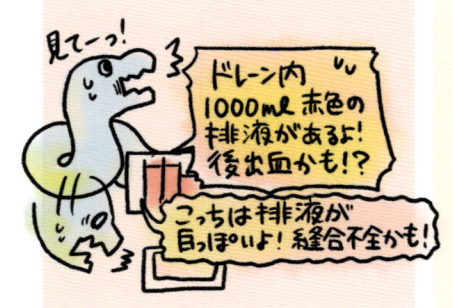

治療ドレーン

疾患に対する治療目的の
ドレーン

排液を出すドレーン

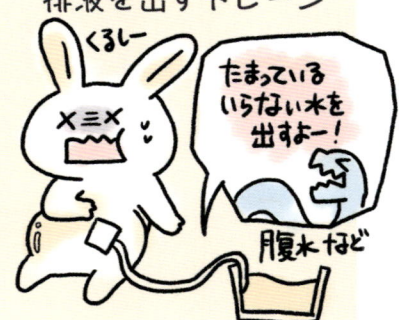

予防ドレーン

術後管理として
予防的に挿入

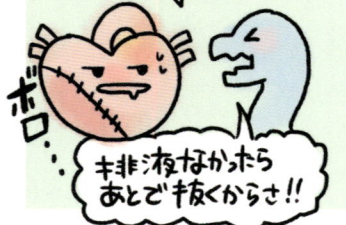

脱気のためのドレーン

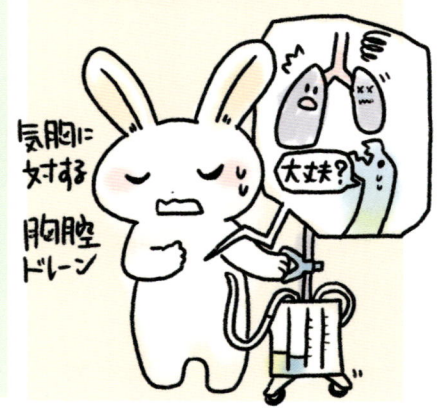

目的別ドレーンのポイント

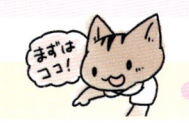

情報ドレーン

目的は？

術後合併症（出血、縫合不全、胆汁瘻、膵液瘻など）の早期発見が目的です。したがって、留置のタイミングは術後が中心となります。

抜去時期は？

術後 3 ～ 4 日以内に抜去します。

これもチェック！

治療の進み具合や患者さんの状況によって、役割が予防的ドレーンや治療的ドレーンへと変わることもあります。

予防的ドレーン

目的は？

体内に貯留した体液（血液やリンパ液など）の排出、2 次性の感染や縫合不全、膿瘍形成予防が目的です。

抜去時期は？

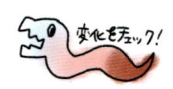

留置後 3 ～ 7 日以内に抜去します。

これもチェック！

ダグラス窩や横隔膜下など、体液が貯留しやすい部位に留置されます。

脳外科手術後に留置される硬膜外ドレーンも、減圧目的で留置され頭蓋内圧亢進を予防する目的であることから、予防的ドレーンに含まれます。

治療的ドレーン

目的は？

治療的ドレーンには、大きく分けて 2 つの種類があります。

排液ドレーンは、出血、縫合不全、膿瘍、リンパ瘻、胆汁瘻、膵液瘻などの貯留液を排出することが目的で、時に洗浄剤や薬剤を注入することもあります。終末期の症状緩和を目的として、がんによる滲出液などで多量の腹水や胸水などが貯留し、その排出のために留置されることも

あります。

　脱気ドレーンは、気胸の治療などにおいて、排気を目的として留置するものです。

抜去時期は？

　ドレーン留置の効果が確認され、感染の有無や排液量の減少、気胸の改善を確認した後に抜去されます。

これもチェック！

　イレウス時の腸管内減圧目的のドレーンや、黄疸時に留置される減黄・減圧目的のドレーンも、治療的ドレーンに分類されます。

PICK UP！

栄養チューブ

　術中に留置されるチューブには、ドレーン以外に、術後に腸管運動の早期回復を目指すために栄養が必要であるが経口摂取が難しい患者さんには、胃管などの栄養チューブが留置されることがあります。

　術後のドレーン同様、なんのために、どこに、いつまで挿入されているのか情報収集して管理しましょう。

　チューブ位置の観察、チューブ内の清潔保持、閉塞・抜去予防などが管理の基本です。

　主な栄養チューブには以下のようなものがあります
・経鼻的に行うもの：経鼻胃管、経鼻十二指腸・空腸管
・瘻孔を通して行うもの：食道瘻、胃瘻、空腸瘻など

＊ドレーンとは、体内にたまった血液、消化液、膿、空気などを体外に排出するために使用する管状の医療用材料で、ドレーンを使った処置をドレナージといいます。場合によっては、陰圧をかけて排出を促すこともあります。ドレーンは目的によって使い分けられます。

②ドレーンにはどんな種類があるの？

開放式ドレーン

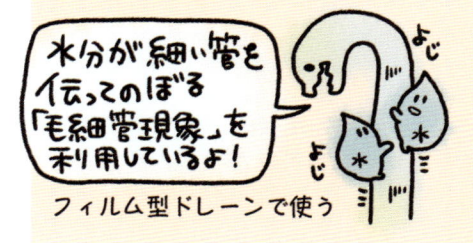

水分が細い管を伝ってのぼる「毛細管現象」を利用しているよ！

フィルム型ドレーンで使う

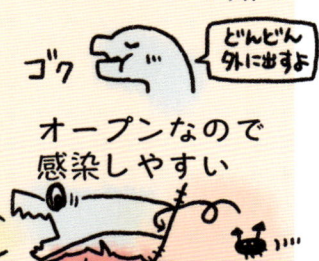

ドレナージが効く

ゴク　どんどん外に出すよ

オープンなので感染しやすい

入っちゃダメーっ!!

半開放式ドレーン

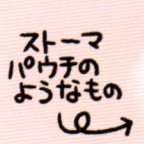

ストーマパウチのようなもの

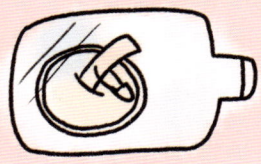

開放式より感染しにくい

安心!

パウチの分コストがかかる

閉鎖式ドレーン　低圧持続吸引、持続吸引

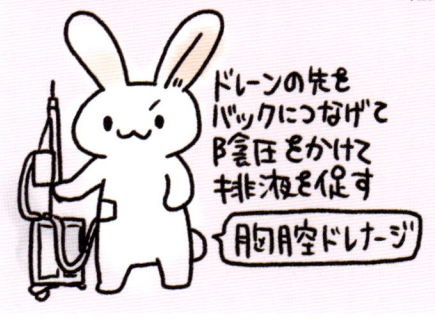

ドレーンの先をバックにつなげて陰圧をかけて排液を促す

胸腔ドレナージ

・感染しにくい
・吸引圧を調節しやすい

・患者さんが動きづらい

・詰まり、もれに注意

11

ドレーンの種類別のポイント

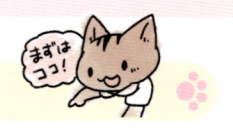

開放式ドレーン

　刺入部から 3 〜 4cm の部分でチューブを切断し、安全ピンや縫合糸などで固定して体内への迷入を防ぎます。排液バッグが接続されないことから動きやすく、離床を進めやすいことがメリットです。一方、逆行性感染のリスクが高い点はデメリットで、排液量に応じ 1 日に数回のガーゼ交換を実施する必要があります。

　病院によっては、安全ピンや縫合糸は使用していないこともあります。

半開放式ドレーン

　ドレーンにパウチ（オープントップ型やジッパー型）を装着したものです。排液量が多い場合などに排液をためることができ、排液量も測定できます。必要時には排液バッグを接続できるものもあります。

　ドレーンを満たすほど排液がたまってしまうと、逆行性感染、ドレナージ不良を起こすため、排液は継時的に観察し廃棄する必要があります。

閉鎖式ドレーン

　排液バッグがドレーンの先端に接続され、チューブ、バッグを含めて閉じた環境になっています。排液量を正確に測定することができる一方、排液バッグが付いていることで、ドレーンが引っぱられて誤抜去しやすいことに注意します。

　また閉鎖式ドレーンは、陰圧のかけ方によって以下 3 つに分けられます。

受動的ドレナージ

　排液バッグと刺入部の高低差（サイフォンの原理）を利用してドレナージを行います。逆行性感染のリスクを防ぐため、ドレーンを刺入部より低い位置に置きます。

低圧持続吸引式ドレナージ

　吸引器（メラサキュームやトパーズ™など）に接続して持続的に低圧をかけ管理します。多くは胸腔ドレーンやイレウスチューブで使用されています。

持続吸引式ドレナージ

　ブレイク（スリット）型ドレーンを用い、臓器や組織によるドレーン閉塞を防ぎます。よく使用される吸引器は、J-VAC® ドレナージシステムや SB バックなどです。

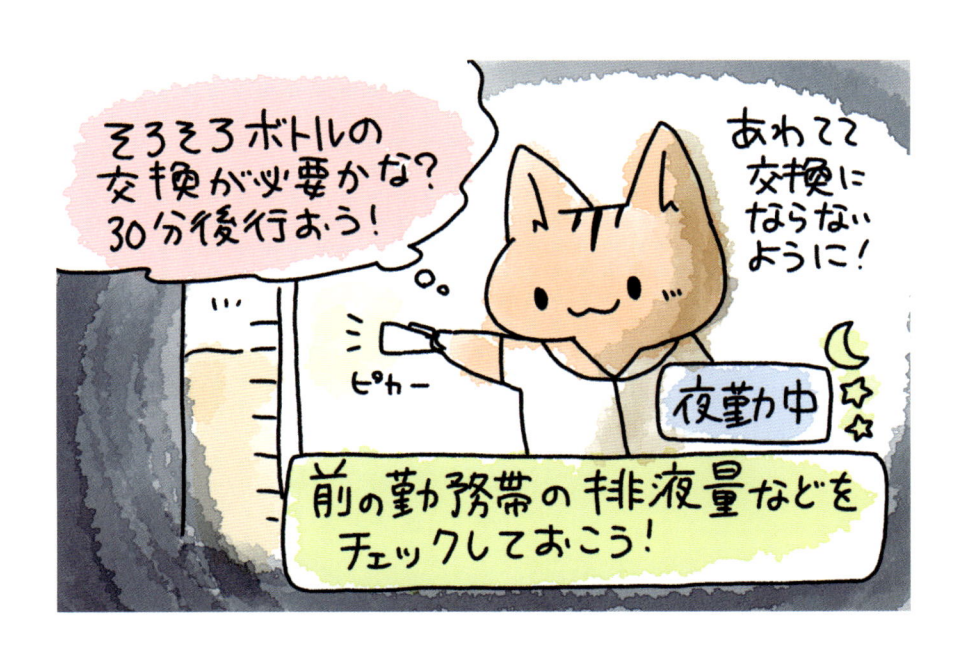

③ドレーンの物品を知ろう

ドレーンの形状と素材

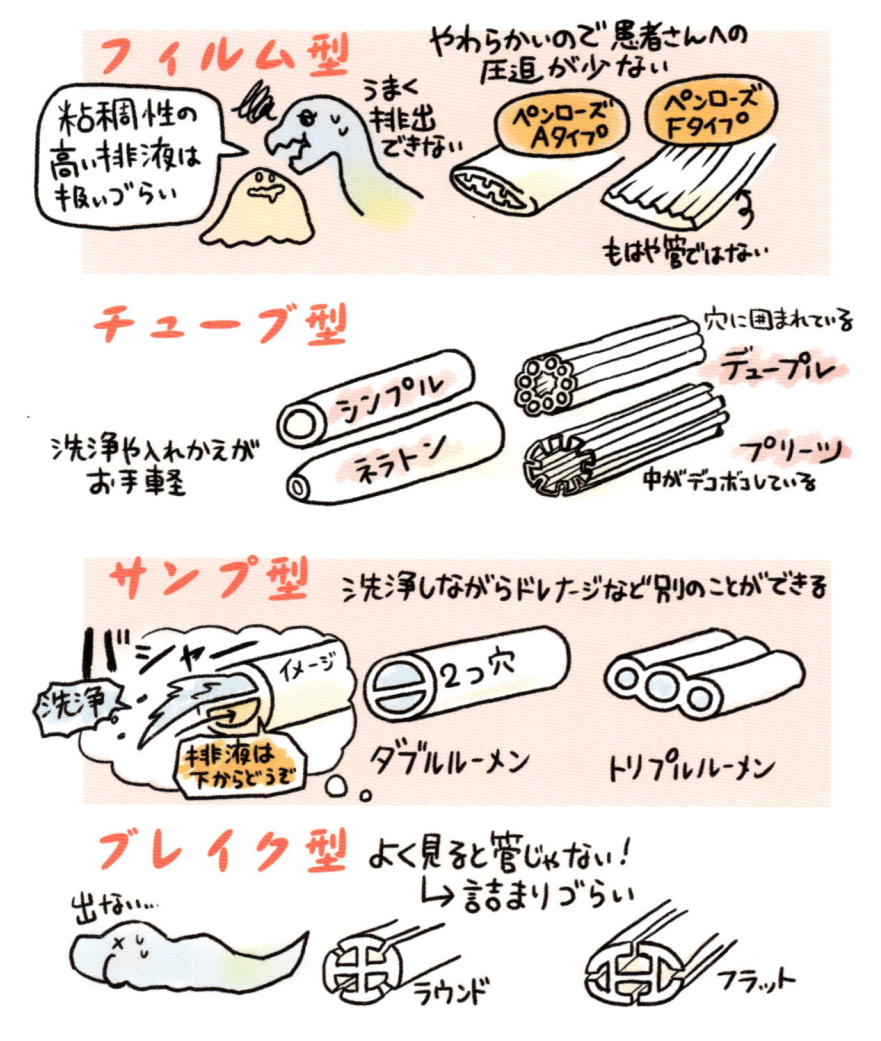

フィルム型

粘稠性の高い排液は扱いづらい

うまく排出できない

やわらかいので患者さんへの圧迫が少ない

ペンローズAタイプ

ペンローズFタイプ

もはや管ではない

チューブ型

洗浄や入れかえがお手軽

シンプル

ネラトン

穴に囲まれている

デュープル

プリーツ

中がデコボコしている

サンプ型 洗浄しながらドレナージなど別のことができる

バシャー

洗浄

イメージ

排液は下からどうぞ

2つ穴

ダブルルーメン

トリプルルーメン

ブレイク型 よく見ると管じゃない！→詰まりづらい

出ない…

ラウンド

フラット

ドレーンの形状別の特徴と注意点

管の形状別の特徴・短所

形状	代表的な製品	特徴	短所
フィルム型	・ペンローズ ドレーン ・フィルム ドレーン	・シリコーン製で軟らかい ・毛細管現象を利用して ドレナージ ・比較的粘稠性の低い液体が得意 ・開放式で用いられることが多い	・ドレーンの先端が不確実 ・内腔がつぶれやすいため入れ替えや洗浄は困難 ・粘稠度の高い排液は苦手
チューブ型	・シラスコン® デュープル ドレーン ・クリオ ドレーン バック®	・内腔の洗浄が可能 ・入れ替えも比較的容易 ・粘稠度の高い排液も得意 ・閉鎖式で用いられることが多い	・単孔型は屈曲により内腔が閉塞しやすい ・周囲組織を吸着し、粘膜損傷のリスクがある
サンプ型	・胃管のサンプチューブ ・イレウスチューブ	・内腔が2腔型または3腔型の多重構造 ・一方の腔から外気を導入し、他方の腔から液体をドレナージする構造（サンプ効果）であるため、吸引圧をかけてもドレーン先端が周囲組織を吸着しない=持続吸引が可能 ・粘稠度の高い血液や刺激性の強い排液も得意 ・閉塞しにくい	・空気の逆行により逆行性感染のおそれがある
ブレイク（スリット）型	・J-VAC® ドレナージ システム	・内腔がない溝状構造 ・周囲組織との接触面が大きく、広範囲のドレナージが可能 ・吸引器に接続して、閉鎖的持続ドレナージが可能	・溝状部分に陰圧が均等にかかるわけではない

ドレーンの素材とその特徴

ドレーンの素材とその特徴

素材	特徴
シリコーン	・しなやかで軟らかく、生体適合性が高い素材 さまざまなドレーンに使用されている ・傷つきやすいため、鋭利なもので触れたりミルキングしたりする際には注意 ・シリコーン用以外のミルキングローラーの使用や、強くしごくことは避ける
ゴム	・シリコーンに比べて生体適合性が低いため、長期間の留置には不向き ・シリコーン同様、傷つきやすく、鋭利なもので触れることは断裂の原因になるため扱いに注意
ポリ塩化ビニル (PVC)	・プラスチック製品の1つで、折り曲げに強く柔軟性があり、血液などの液体の流れがスムーズで、透明性が高く内容物が見えやすい。元々は硬く曲げにくい素材のため、可塑剤を使用することで軟らかくしている ・可塑剤として DEHP を使用していたが、薬剤や熱による DEHP の溶出と人体への影響が問題となり、DEHP フリーもしくは PVC フリーの素材が使用されるようになっている
ポリウレタン	・ポリウレタンはシリコーン同様、程よい強度と柔軟性があり、生体適合性が高い素材 ・ブレイク（スリット）型ドレーンで使われていることが多い ・造影ライン入りの製品は、画像検査で体内での位置確認が行える ・シリコーン製・ポリウレタン製はゴム製に比べて高価

　このほかにも、シリコーン・ポリ塩化ビニル合成製品など、さまざまな素材が使われています。ドレーンに使われている素材にも注目してみましょう。

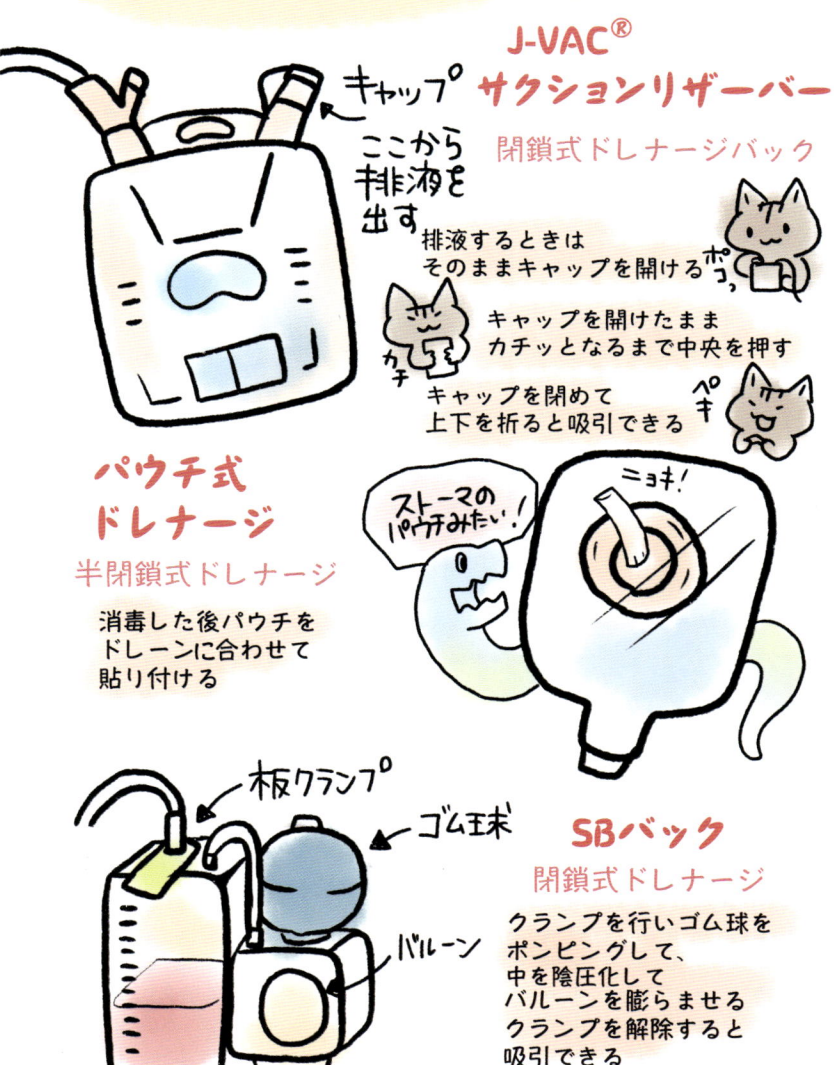

排液バッグ

ドレーンのとりあつかい

J-VAC®
サクションリザーバー
閉鎖式ドレナージバック

キャップ

ここから排液を出す

排液するときは
そのままキャップを開ける ポン

キャップを開けたまま
カチッとなるまで中央を押す カチ

キャップを閉めて
上下を折ると吸引できる ペキ

パウチ式ドレナージ
半閉鎖式ドレナージ

消毒した後パウチを
ドレーンに合わせて
貼り付ける

ストーマの
パウチみたい！

ニョキ！

板クランプ

ゴム球

SBバック
閉鎖式ドレナージ

バルーン

クランプを行いゴム球を
ポンピングして、
中を陰圧化して
バルーンを膨らませる
クランプを解除すると
吸引できる

排液バッグの操作と注意点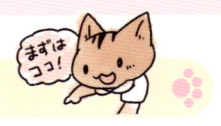

😺 J-VAC® サクションリザーバー

リザーバーの操作方法

- 排出口キャップを開けたら、リザーバー表面のガイドに従って、バルブ・サクション・リザーバーを押しつぶします。
- 排出口キャップを閉めて、押しつぶしていた手をゆるめます。
- スタンダード型は、底部のフラップを「ペキッ」と音がするまで上方に折り曲げたら、吸引が開始したか確認します。

排液の捨て方

　排出口キャップを開けたら、リザーバーを傾けて排液を捨てます。キャップを開ける際に排液をこぼさないように、キャップの根元をしっかり持って固定します。

排液量の測定方法

　排液口キャップを全開にし、リザーバーの中に空気を入れ、排液量を測定します。排液量はリザーバー側面の目盛りで確認します。

ここに注意！

- シリコーン製の傷つきやすいドレーンのため、鋭利なものやミルキングローラーなどでの過度な圧迫は避けましょう。
- リザーバー（スタンダード型）に使用されているスプリングは磁気を帯びている（磁性体）ため、MRI 検査の際は、リザーバーを使用してはいけません。

😺 パウチ式ドレナージ（半閉鎖式ドレーン）

　開放式ドレーンの断端部を、パウチで覆います。ストーマのパウチにそっくりな外観をしています。排液量が多いときや、開放式ドレーン使用時に排液量を測定する目的で使われることが多いでしょう。ドレーン周囲の消毒も可能です。

装着方法

　パウチの皮膚保護材にドレーンの直径よりも5mmほど大きく孔を開けて、ドレーンを通して装着します。

交換方法

　皮膚保護材が1cm程度膨潤した、もしくは貼付後7日を目安に交換します。皮膚保護材は皮膚を押さえながら愛護的に剥がし、必要に応じてリムーバーを使用します。

排液の捨て方

　キャップを外す、もしくは袋を縛っているゴムを外して排出します。排出の方法は製品によって異なるので、自分の病棟で使用している物品の取り扱い説明書やマニュアルなどをよく確認してから行いましょう。排液を捨てた後、排出口の周囲をきちんと拭き取り、排液が付着したままにしないようにしましょう。

🐾 SBバック

　2つのボトルからなる携帯用低圧持続吸引器です。片方のボトルにあるバルーンを膨らませることで、ボトル内を陰圧にする仕組みです。

陰圧のかけ方

- チューブについている板クランプを閉鎖し、排液口のふたを閉めます。
- ゴム球をポンピングしてバルーンを膨らませ、チューブの板クランプを開放すると、陰圧管理の状態となります。

排液の捨て方

　チューブの板クランプを閉鎖し、排液口のふたを開けて排液を捨てます。このとき、排液ボトル内が常圧に戻るためバルーンがしぼみます。排液を捨て終わったら、排出口を閉めてから再度バルーンを膨らませ、板クランプを外して陰圧管理の状態を作ります。

ここに注意！

- バックが垂直に保てない状態（傾いたり逆になる）では、排液が吸引ボトル内に入り込んで吸引ボトルの性能に影響を与えることがあります。やむをえずバックを傾ける必要がある場合は、印刷面を上にしておきます。
- 逆行性感染のリスクがあるため、排液を捨てる際には、板クランプを閉じることが大切です。

胸腔ドレーンの管理上の注意点

胸腔ドレーンの構造

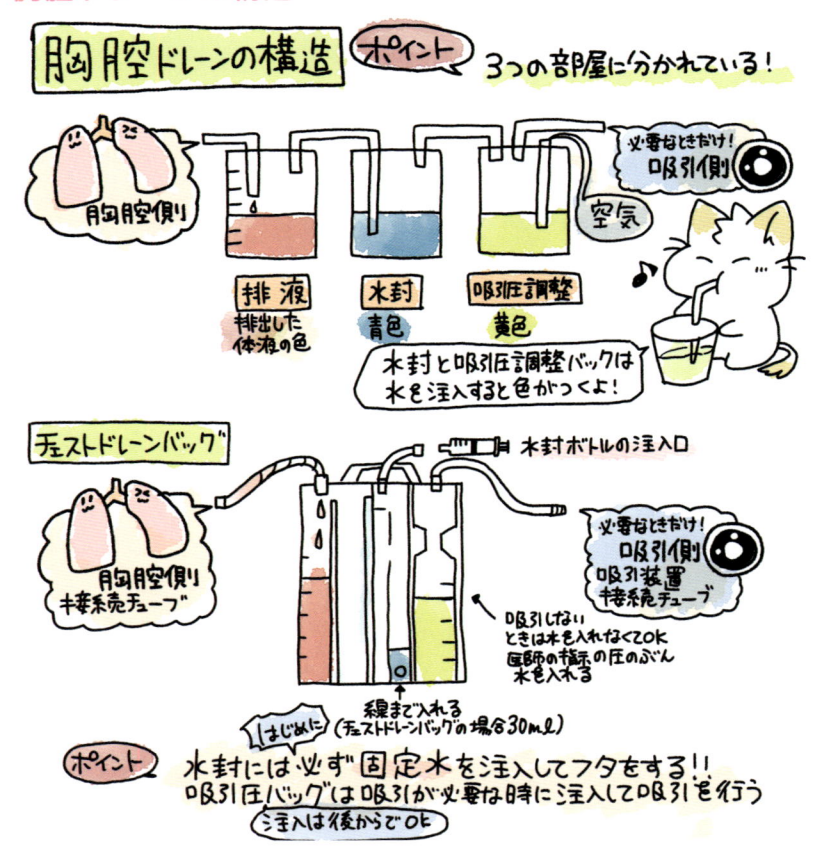

胸腔ドレーンの構造　ポイント　3つの部屋に分かれている！

必要なときだけ！吸引側　空気

胸腔側

排液　排出した体液の色
水封　青色
吸引圧調整　黄色

水封と吸引圧調整バックは水を注入すると色がつくよ！

チェストドレーンバック

水封ボトルの注入口

胸腔側　接続チューブ

必要なときだけ！吸引側　吸引装置接続チューブ

吸引しないときは水を入れなくてOK　医師の指示の圧のぶん水を入れる

線まで入れる（チェストドレーンバックの場合は30mℓ）　はじめに

ポイント　水封には必ず固定水を注入してフタをする!!
吸引圧バッグは吸引が必要な時に注入して吸引を行う
注入は後からでOK

胸腔ドレーンはどんなときに挿入する？

　胸腔ドレーンは、気胸・胸水・膿胸などや、食道、肺、心臓、縦隔や胸膜の術後に挿入されます。胸腔ドレーン挿入の目的は大きく、①排液用（術後の血液・体液排出用）と②脱気用（皮下気腫予防や気胸の治療など）の2つです。

　①排液用は、液が貯留しやすい肺の下部（肺底）に挿入することが多く、②脱気用は空気が貯留する肺尖部に挿入することが多いです。壁側胸膜と臓側胸膜の間の胸膜腔に、陰圧管理で留置されます。

観察・管理のポイント

呼吸性変動

　胸腔内の陰圧を確認するために、呼吸性変動を観察します。陰圧が保たれていれば、呼吸に合わせて胸水がドレーン内を前後に数センチ移動します。ドレーンの閉塞や肺の再膨張があると、呼吸性変動が見られなくなるため要注意です。

エアリーク

　水封部の蒸留水にポコポコと気泡がみられる場合は、胸腔から空気が出ていることを意味します。陰圧管理であれば胸腔内の排気によりエアリークがみられることが多いです。エアリークが持続したり気泡が増えるようであれば、患者さんの呼吸状態や SpO_2 を確認し、医師に報告しましょう。

挿入部の異常

　皮膚を押したときに小さな空気がたまっている場合は皮下気腫です。空気がたまっている皮膚の部位をマーキングし、拡大していないか観察し、必要に応じて医師に報告しましょう。

　挿入部の皮膚に発赤や疼痛、腫脹などがみられたらドレーン感染の可能性があります。採血データや体温などもあわせて確認し、感染の発生を見逃さないようにしましょう。

　排液の観察ポイントは p.74 を参照してください。

2 ドレーンを看る・触る

①ドレーン管理のチェックポイント

①正しい位置でとめる
入り込んだり、抜去されないように
体表に2ヶ所以上でとめる

②感染のリスクがある
異常の早期発見
抜去の時期を確認

③バックを置く位置に注意
逆行が起こらないように
脳室ドレーンなどでは0点を合わせ
正しい位置で吸引する

④ドレーンは患者さんにとってつらい処置

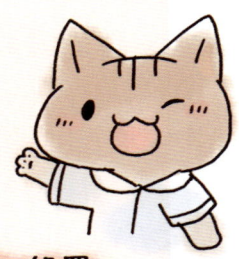

ドレーンの固定は病院や医師によって異なることもあるので確認しよう!

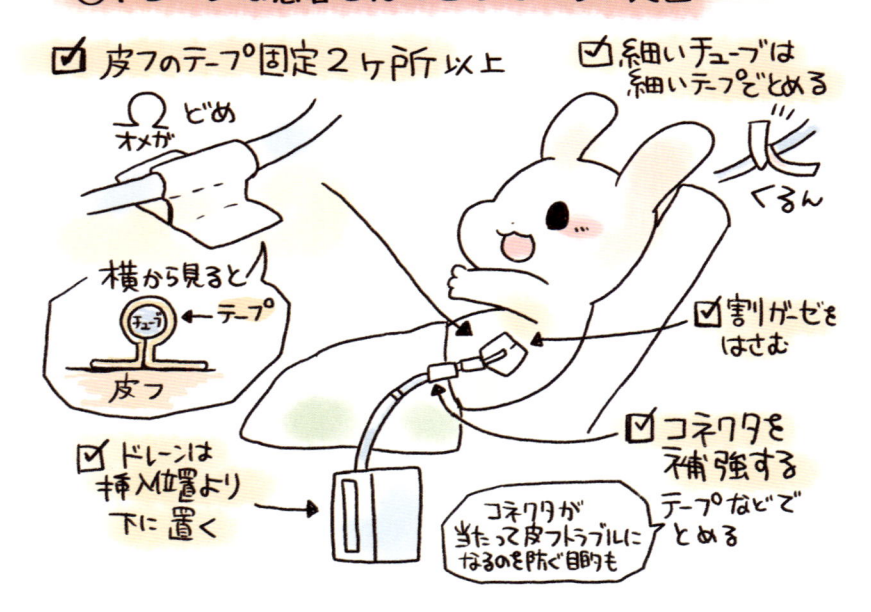

☑ 皮フのテープ固定2ヶ所以上

オメガ どめ

横から見ると チューブ ←テープ
皮フ

☑ ドレーンは挿入位置より下に置く

☑ 細いチューブは細いテープでとめる
くるん

☑ 割りガーゼをはさむ

☑ コネクタを補強する
テープなどでとめる

コネクタが当たって皮フトラブルになるのを防ぐ目的も

②排液の色と変化・量増減の見方

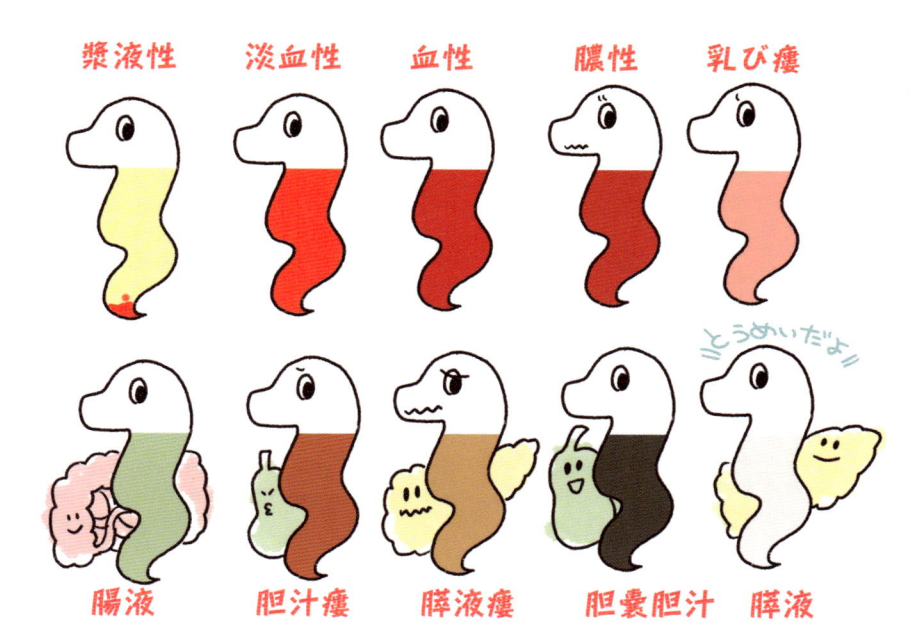

漿液性　淡血性　血性　膿性　乳び瘻

腸液　胆汁瘻　膵液瘻　胆嚢胆汁　膵液

・ドレーンは留置する場所や
　目的・種類によって
　量や排液の性状が違う
・術後は
　血性→淡血性→漿液性
　の経過を辿ることが多い

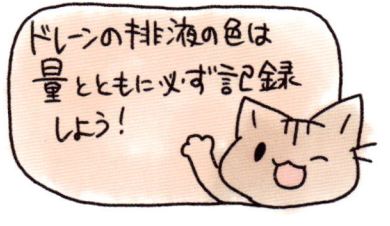

ドレーンの排液の色は
量とともに必ず記録
しよう！

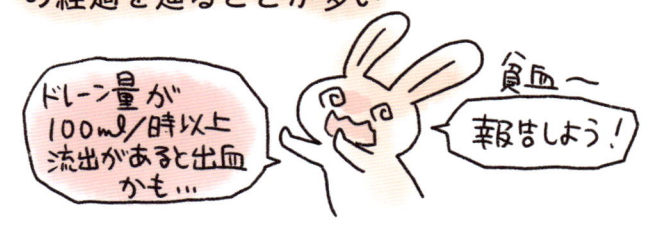

ドレーン量が
100mℓ/時以上
流出があると出血
かも…

貧血〜
報告しよう！

③ドレーンのいろいろな固定方法やチューブ整理のポイント

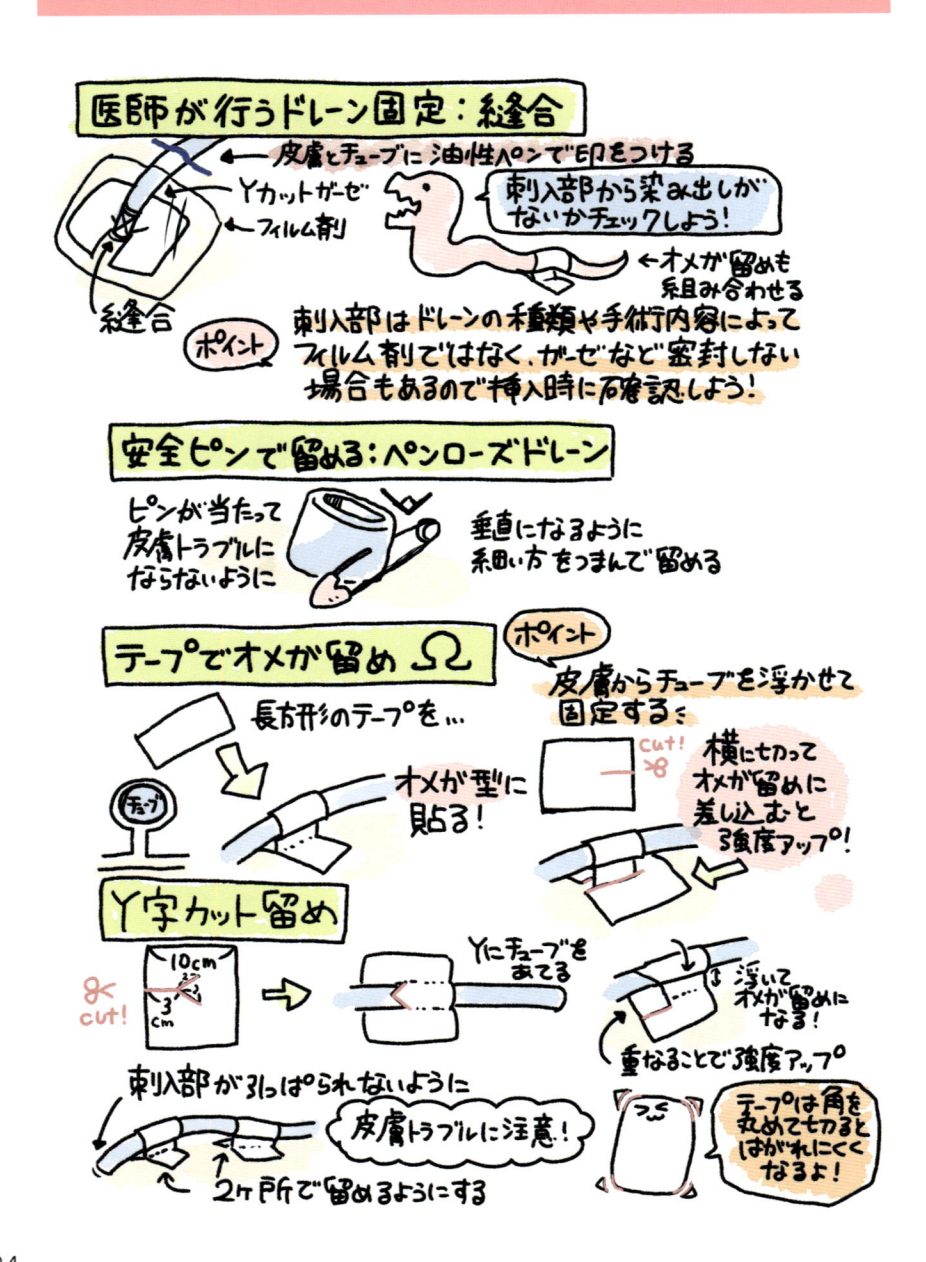

医師が行うドレーン固定：縫合

← 皮膚とチューブに 油性ペンで印をつける

Yカットガーゼ

フィルム剤

縫合

刺入部から染み出しが ないかチェックしよう！

← オメガ留めも 組み合わせる

ポイント 刺入部はドレーンの種類や手術内容によって フィルム剤ではなく、ガーゼなど密封しない 場合もあるので挿入時に確認しよう！

安全ピンで留める：ペンローズドレーン

ピンが当たって 皮膚トラブルに ならないように

垂直になるように 細い方をつまんで留める

テープでオメガ留め Ω

ポイント 皮膚からチューブを浮かせて 固定する

長方形のテープを…

チューブ

オメガ型に 貼る！

cut!

横に切って オメガ留めに 差し込むと 強度アップ！

Y字カット留め

10cm 3cm cut!

Yにチューブを あてる

浮いて オメガ留めに なる！

重なることで強度アップ

刺入部が引っぱられないように

皮膚トラブルに注意！

2ヶ所で留めるようにする

テープは角を 丸めて切ると はがれにくく なるよ！

ドレーンの長さ管理のポイント

🐾 体表に出ているドレーンの長さの管理

　適切な長さは手術内容や部位によりますが、基本的にはドレーン先端が体内の適切な留置部位に位置するように管理し、体外に出る部分は患者さんの動きを考慮してゆとりをもたせることで、体動などによる事故抜去を予防します。

🐾 ドレーンが必要以上に体内に深く入ってしまった場合（迷入）の管理

　ドレーンが体内に深く入りすぎている場合、ドレーンが適切に機能しているか（吸引や排液が正常か）を確認します。

　必要に応じて、X線検査やCTなどで確認します。患者さんの訴えを聞いて、ドレーンが体内の器官や組織を圧迫していないか観察し、痛みや腫れが生じた場合は医師に報告しましょう。

　また、ドレーンの事故抜去があった場合、先端が破損して迷入してしまう可能性もあります。抜去時は破損がないかも観察します。また、抜けてしまったチューブをすぐに廃棄しないようにします（先端の確認のため）。

🐾 ドレーンが必要以上に抜けてしまった場合の管理

　ドレーンが抜けてきた場合は迅速に医師に報告し、患者さんの状態や経過に合わせて、再挿入や抜去など、適切な対応をとる必要があります。再固定時には感染対策を徹底し、外部からの感染を防ぎます。また、患者さんにはドレーンを装着していることに伴う動作制限について説明・指導し、再発防止を図ることも大切です。

　これらの注意点を徹底することで、術後に患者さんの状態を良好に保つことができます。また、それぞれの患者さんに応じた最適な固定方法や管理方法を選択することも重要です。

④ドレーン抜去の手順とポイント

☑ドレーンの種類によって抜去の適切な時期がある

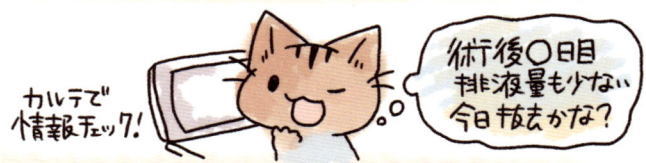

☑ドレーン抜去後は全身観察と抜去部の観察をする

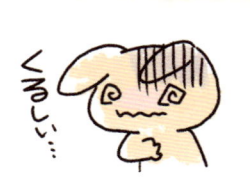

☑留置している間も感染の
リスクがあったけれど
抜去後も感染リスクあり

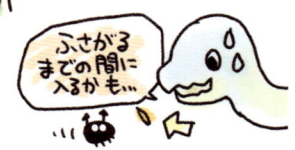

①抜去の準備
感染していないか
検査することもあるので
採取容器なども
一緒に準備

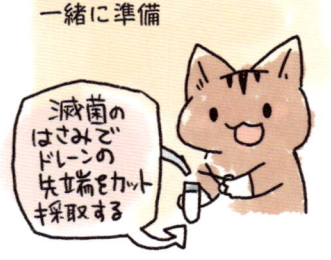

②体位を整える
ベッドに横になって
もらったり
環境調整を行う

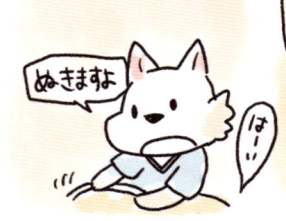

③抜去
抜去部の保護

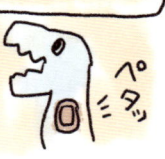

※縫合することもあります

3 ドレーンのトラブル！こんなときどうする？

① SBバックでクランプ解除を忘れドレーンが閉塞

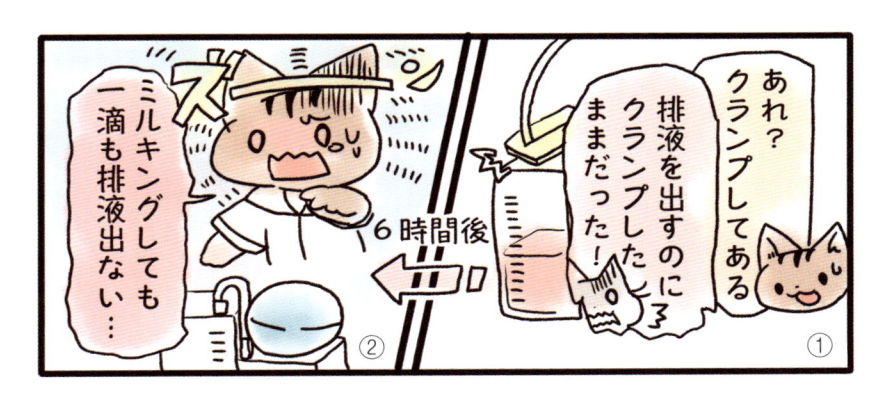

SBドレーンを使う場面では整形など血性の
排液をドレナージする目的で留置するため
血液成分が凝固してチューブが詰まりやすい

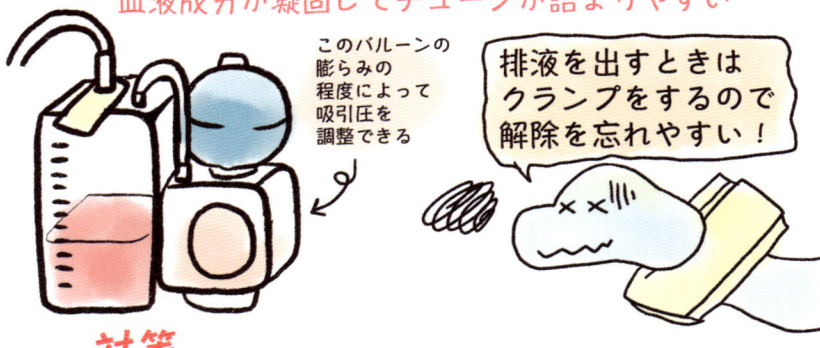

このバルーンの
膨らみの
程度によって
吸引圧を
調整できる

排液を出すときは
クランプをするので
解除を忘れやすい！

対策

☑ ドレーンのクランプは解除されているか
　患者さんから離れる前に確認
☑ クランプ解除を忘れた場合は
　どのくらいの時間クランプをしていたのかを報告
　何時間後に排液の流出があるか観察・報告するか確認

27

ドレーン管理の基本を思い出そう！

　SB バックでは、排液を捨てる際にドレーンをクランプせずに開放してしまうと、バック内の陰圧が解除されるとともにドレーン内の陰圧もかからなくなってしまいます。そのため、排液を捨てるときは必ずドレーンの板クランプを解除します。今回のトラブル①は、板クランプを解除し忘れてしまったことにより起こりました。

🐾 ドレーンチェックの順序を再確認しよう！

　ドレーンの確認は「挿入部→ルート→バッグ→排液」の順で行います。目で確認するだけでなく、ドレーンをたどりながら、手で触れたり指差しで確認するのもよいでしょう（ただし挿入部には触れない）。

　以下のチェックポイントが、ドレーン管理の基本となります。似たようなポイントを、点滴管理でも確認していますよね？ 基本は同じです。

🐾 ドレーン管理のチェックポイント

場 所	チェックポイント
挿入部	・ドレーンを止めている縫合糸は外れていないか ・縫合糸が引っぱられていないか ・滲出液はないか ・皮膚の発赤やただれ、かゆみはないか
ルート	・テープによるドレーンの固定が確実に行われているか ・途中に屈曲や固形物の詰まりがないか ・チューブ内にたまっている排液はスムーズに流れていくか ・クレンメなどがある場合は開いているか（or 閉まっているか）
バッグ	・バッグに破損がないか ・陰圧管理中の場合は、適切な陰圧がかかっているか
排液	・排液の性状（色調、粘稠度、においなど）に異常はないか ・浮遊物はないか

🐾 クランプ解除忘れへの対策は？

では、どうすればクランプ解除を忘れずに行えたのでしょうか？

SB バックの場合、バルーンを膨らませてバック内を陰圧にするまでは板クランプを解除しません。バルーンを膨らませるのに時間がかかるため、膨らませたところで一連の流れが終わったように感じてしまうかもしれないですよね。でも、「陰圧をかける」ということの危険性が理解できれば、もう一歩踏み込んだ確認ができるようになると思います。

SB バックや J-VAC® サクションリザーバーを用いた陰圧管理では、クランプしていても、クランプ前後で排液量やバルーンの膨らみ具合が異なるため、ドレーン内の吸引圧が変動します。吸引圧が変わることで、ドレーン先端の組織への吸着や、吸引による刺激によって出血が起こる可能性があります。吸引圧を変えた直後は、疼痛が増強していないか、刺入部付近のチューブ内に血性の排液が混じっていないかを必ず確認しましょう。

もれなくチェックするためにも、刺入部からバックへの経路を基本に沿って確認してみましょう。そうすればクランプが解除できていないことに気づけるはず。SB バックの場合は、「バルーンを膨らませる→クランプを解除する」という手順を習慣にすることもオススメです。

②胸腔ドレーンの接続部外れ

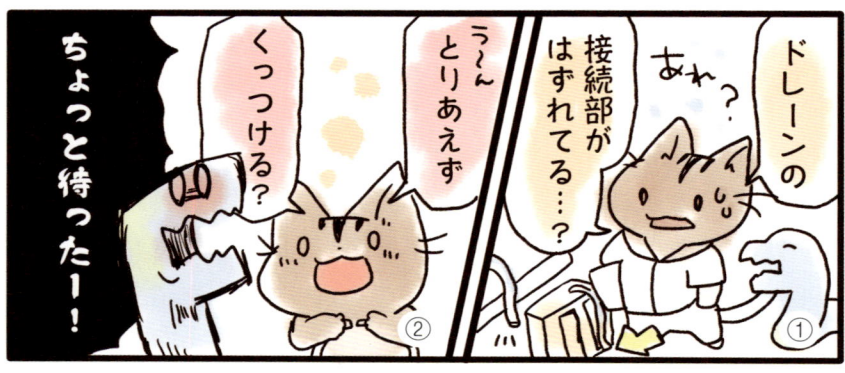

胸腔ドレーンは倒さない、外気と交通させない

対応

☑ **患者さん側のドレーンを鉗子を用いてすぐにクランプ**

滅菌ガーゼでおおう

鉗子でとめる

☑ **バイタルサインの測定 皮下気腫の有無を医師へ報告する**

呼吸状態が後から悪化することもあるのでSpO₂モニターを装着

胸腔ドレーンは気胸と胸水の場合の2つの使い方がある

特に気胸の場合は皮下気腫の発症、拡大が起こる

外気と交通することで気胸(再発)や感染リスクもある

対策

接続部の補強テープ材やタイガンの使用

院内マニュアル

自分の働く病院がどうなっているのか確認しよう！

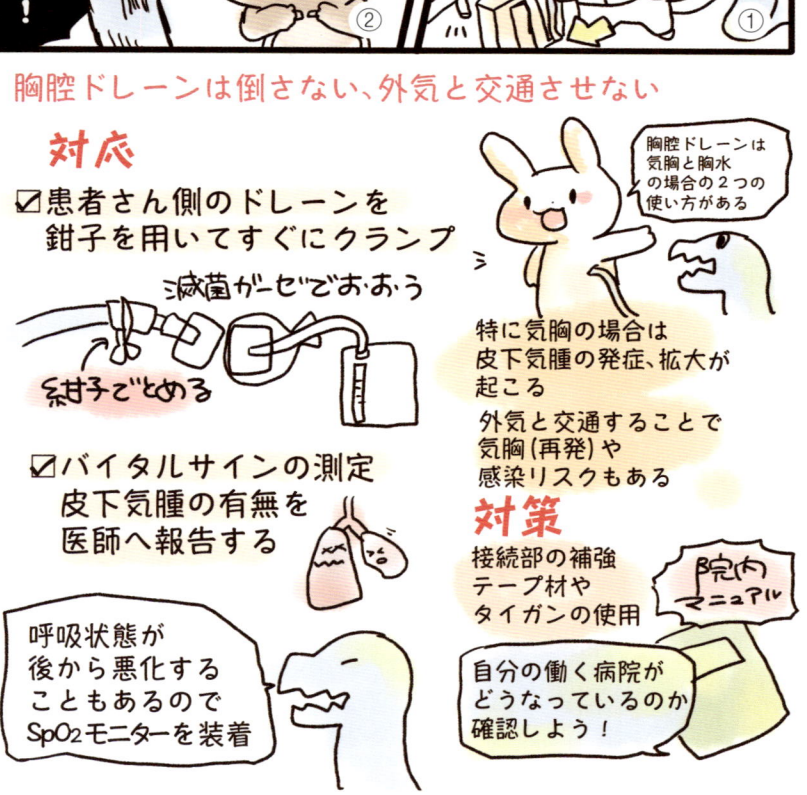

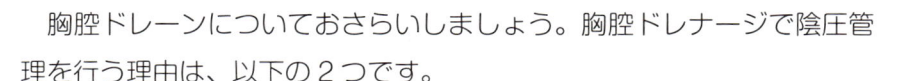

胸腔ドレーンはなぜ陰圧なの？もう一度考えてみよう！

胸腔ドレーンについておさらいしましょう。胸腔ドレナージで陰圧管理を行う理由は、以下の2つです。

- 留置部位が生理的に陰圧だから
- 排液の粘稠度が高く、留置位置からバッグまでの距離が長いため、貯留液の自然流出が困難だから

陰圧が維持できないとどうなる？

留置部位が生理的に陰圧である場合、陰圧が維持できなければ、無気肺や逆行性感染など、なんらかの合併症を引き起こすことになります。また、排液の粘稠度が高く、留置部位からバッグまでの距離が長いと、ドレーン閉塞の危険性が高くなります。閉塞の原因は、排液の粘稠度のほか、排液内の浮遊物、ドレーンが細く詰まりやすいことなどが挙げられます。いずれの場合も、適切に陰圧管理を行うことで患者さんの安全につながることが簡単に想像できると思います。

胸腔ドレーンの場合、排液バッグの内部も肺の一部であると考えてみましょう。胸腔内は陰圧なので、そこに孔が開く、つまり接続が外れると、ルート内に残っている排液や空気が胸腔内に吸い込まれてしまいます。それにより気胸や逆行性感染、皮下気腫の危険性があるため、早急な対処が必要なのです。

接続が外れているのを見つけたら、まずどうする？

接続外れ発見時の行動手順

① 鉗子でドレーンをクランプする：ドレーン保護のため、ガーゼなどで保護した上から鉗子を使用することがポイントです。また、緊急時に備えて、日頃から鉗子2本（1本では確実なクランプが行えないことがあるため）を胸腔ドレーンバッグの近くに設置しておきましょう

② ドレーン接続部の汚染状態を確認してからアルコール綿で消毒し、滅菌ガーゼで覆う

③ 患者さんの安静を促しつつ、バイタルサイン測定、皮下気腫の有無、ドレーンマーキングのずれを確認し、医師へ報告する

④ 胸部X線写真で気胸やドレーンの先端位置を確認する：引き続き呼吸状態、SpO_2 の観察が大切です。

接続部が不潔部位と接してしまったら

　患者側のドレーン接続部がなんらかの原因で不潔になることはまれですが、もし不潔になった場合は、アルコールでの清拭やポビドンヨード（イソジン®）での消毒はもちろんですが、汚染の状態によっては医師がドレーンを切断することもあります。ポビドンヨードなどの消毒薬で切断部分を消毒したうえで、滅菌剪刀でドレーンを切断することもありますが、方法は医師によって異なるため確認しましょう。

　排液バッグ側の接続部が不潔になった場合は、排液バッグを交換しましょう。

接続部を外さないためのルールを確認しよう！

　接続部が外れることを防ぐために、多くの場合、取り扱い上のルールが決められています。必ず自分の病院のルールを確認しましょう。以下にルールの一例を挙げます。

- 接続部分を挟んだ、患者側と排液バッグ側のドレーンをそれぞれテープで固定する。
- 接続部は、タイガンバンドで2カ所固定する。

　さらに、患者さんにも必ず、ドレーン誤抜去の危険性について説明し、体動時や歩行時に引っぱったりしないように、注意を促しましょう。

③患者がハサミでドレーンを切断

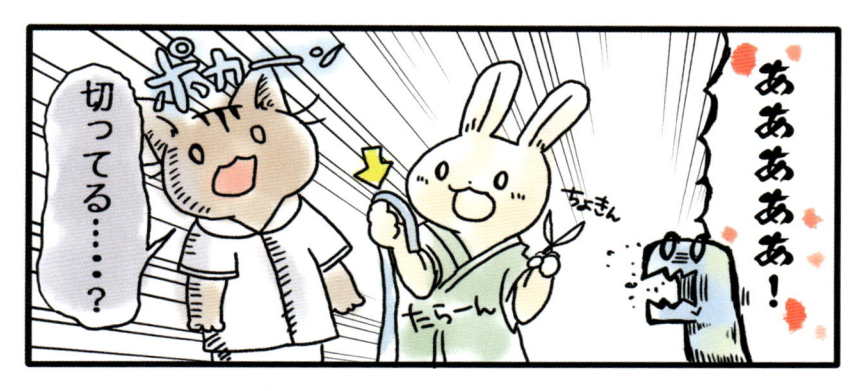

対応

☑ すぐにドレーンを
クランプする

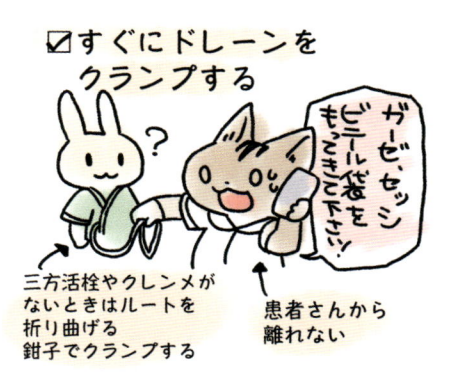

三方活栓やクレンメが
ないときはルートを
折り曲げる
鉗子でクランプする

患者さんから
離れない

ガーゼ、セッシ
ビニール袋を
もってきて下さい!

☑ バイタルサインの測定
全身状態の観察を行い
医師へ報告

ドレーンによって
影響が異なる

・ドレーンが役目を
果たせない
・出血、感染のリスク

対策

☑ 患者さんにドレーンの
必要性を説明する

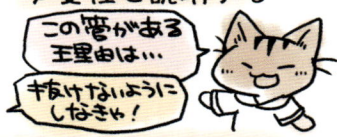

この管がある
理由は…

抜けないように
しなきゃ!

☑ 安全かどうか確認

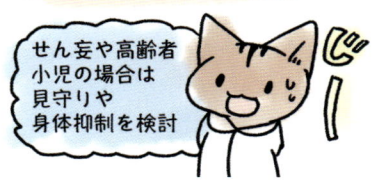

せん妄や高齢者
小児の場合は
見守りや
身体抑制を検討

患者は思わぬ行動をすることもあると心得て、慌てず対応しよう

ハサミでドレーンを切ってしまう、ドレーンを力の限り引っ張って、ちぎってしまう……。想像しにくいかもしれませんが、特に術後せん妄時や認知症患者は、このような行動をとることがあります。そんなときどう対応するのがよいでしょうか？

まず危険物を手放してもらい、患者の安全を確保して　事態の収束を図る

応援を呼び、落ち着いて対応しよう

ハサミなどの鋭利物を所持している場合は、まずは迅速に手放してもらいましょう。患者さんが興奮している場合は、落ち着いてゆっくりと話しかけます。看護師自身が対応中にけがをしないように注意してください。周囲の患者さんの安全確保なども含め、人手が必要になりますので、その場を離れず、すぐに応援を呼びましょう。

ドレーン抜去時の対応指針に従って行動しよう

鋭利物を回収したら、いったん看護師が預かります。安全を確保したうえで、本人にけががないか、ほかに切られている重要ルート類やコード類がないかを確認します。

ドレーンを切断したことにより、排液が飛散していることがあります。患者さんの安全を考慮しながら、スタンダードプリコーションに基づいて対応します。応援の看護師とともに、ドレーンのクランプやバイタルサイン測定を行いましょう。

ドレーンの種類によっては、切断により機能しなくなることで、ただちに患者さんの状態に影響を及ぼすこともあります。ドレーンの種類や誤抜去時の対応をふまえて、迅速に行動しましょう。

医師への報告とその後の対応は？

全身状態を確認し、ドレーンのマーキングのずれや固定状況が確認できたら、医師にドレーンが切断されたことやマーキングのずれの有無を

報告します。

　ドレーンの先端がずれた場合は腹部痛や悪心を訴える場合もあるので、症状出現の有無も同時に報告しましょう。

　ドレーンの種類によっては、再挿入が必要な場合もあります。その場合は、患者さんを看護師の目が届きやすい場所に移動させ、患者さんがほかのルート類を触らないように注意しながら準備を行いましょう。

再発を予防しよう

　患者さんに、ドレーンの必要性や注意点について改めて説明しましょう。患者さんの状態によっては説明用紙を用いたり、ベッドサイドの張り紙で注意を促したりすることも有効です。また、環境整備の一環として、ハサミや爪切りなどの鋭利物を病室に置かないように指導しておくことも重要です。

　患者さんの意識レベルに応じて、可能であればカットドレーンなど患者さんの目に触れにくいドレーンに変更できないか、医師に打診してもよいかもしれません。

　どうしてもドレーンの留置が必要で、かつ患者さんの理解が得られない場合は、ナースステーションでの見守りや抑制を検討します。患者さんの不利益を把握したうえで、患者さんにとって最善の方法を探しましょう。

　近年、せん妄の早期発見に使えるツールが増えてきています。適切なツールを使用し、せん妄の早期発見、早期対応を行うことも重要です。

④いつの間にかドレーンの長さが違う

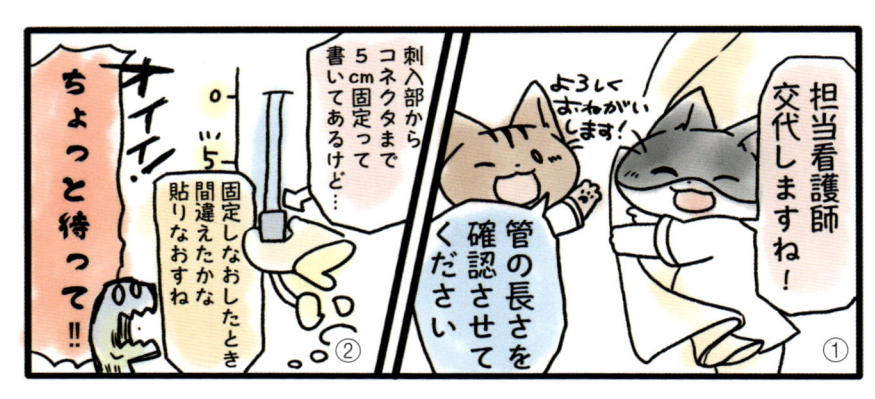

対応

- ☑ 体勢によって長さが変わることがある
  →基本的に仰臥位でチェック

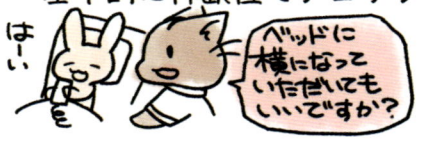

- ☑ 長さが同じでも違う場所に入る危険があるため長さを変えない

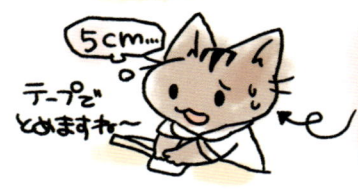

対策

- ☑ 固定の際はダブルチェックで行う

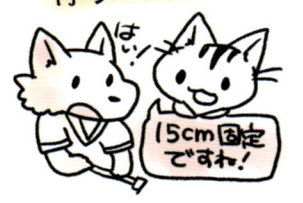

・何cm抜けているのか確認
・抜けたりしないように固定
・バイタルサインの測定
・排液の有無・出血はないか確認し報告する

ドレーンの長さが違うのを発見したら、まずは固定を確認しよう！

「いつの間にかドレーンが抜けている」「固定はしっかりしているのに、なぜかマーキングが合わない」……。このような場合、どう対応するのがよいのでしょうか？

仰臥位で確認→縫合糸確認→固定テープを剥がして確認

ドレーンが正しく入っていても、立位・坐位をとるとマーキングの位置がずれているように見えます。基本的にマーキングは仰臥位で行うので、まずは仰臥位で確認してください。

仰臥位で確認してもずれている場合は、ドレーンを固定している縫合糸を確認してみてください。縫合糸が引っぱられていませんか？

縫合糸が引っぱられている様子もなく、適度にゆるんだ状態で止められているなら、ドレーンの固定テープを剥がしてみましょう。剥がしてみると、テンションがゆるんでマーキングが合うことがあります。

それでも長さが合わない場合は、状況を確認し医師に報告しよう

長さが合わない場合は、マーキングから何センチ抜けているのかを確認します。排液量や出血の有無を確認し、バイタルサインを測定、挿入部位によっては頭痛や腹痛の有無を確認します。ドレーンの先端がずれている場合、患者さんが疼痛や気分不快を訴えることがあります。患者さんの症状には十分注意しましょう。ドレーン留置位置のＸ線写真を撮影している場合は、時系列で画像を比較して、ドレーンの位置がずれていないかを確認します。

これ以上抜けないようにドレーンを固定したら、医師にどのドレーンがどの程度抜けているか、現在の患者状況と合わせて報告します。医師の判断によりドレナージを継続する場合は、ダブルチェックにてマーキングし、再固定を行います。記録には、抜けたドレーンを再固定していることを必ず記しておきます。

再挿入する場合は、病棟で再挿入するのか、透視室などで再挿入する

のかによって準備物品が変わりますので、それぞれに適した準備を行うとともに、患者さんの不安に寄り添い、わかりやすく説明を行います。

　ドレーンを抜去する場合は、ドレーンの種類に応じた抜去後の対応を行いましょう。

🐾「長さが合わない！」を防ぐために

　ドレーンの固定テープ交換を行う際にマーキングや長さを確認し、仰臥位で実施することが重要です。立位や坐位での固定テープの貼り替えは、ドレーンが引っ張られやすいため避けましょう。

　固定テープの交換もダブルチェックで行うのが望ましいですが、少なくとも、マーキングするときだけでもダブルチェックで行うようにしましょう。そうすることでマーキングの信頼性が裏付けられます。

　病院ごとに固定方法やダブルチェックのルールなど、決められていることがあるかと思います。まずは決められたことを守り、予期せぬドレーン抜去を防ぎましょう。

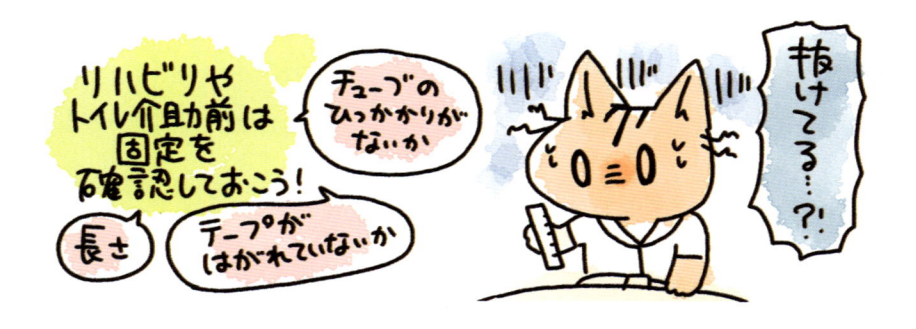

⑤ドレーンが詰まった

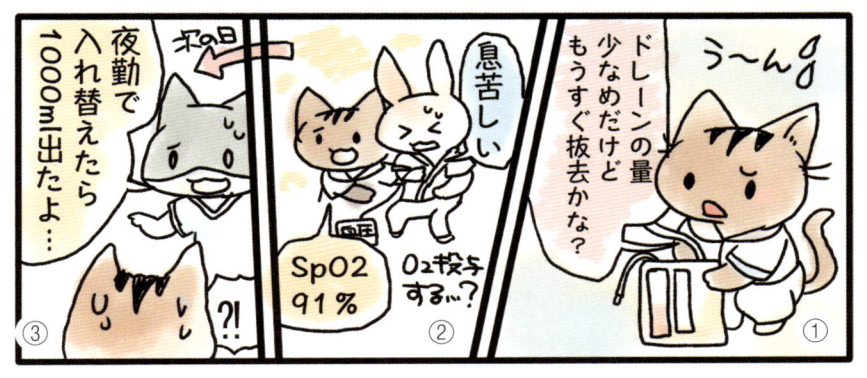

③ 夜勤で入れ替えたら1000㎖出たよ… ?!…

次の日

② 息苦しい SpO2 91% O₂投与する…？

① う〜ん ♪ ドレーンの量少なめだけどもうすぐ抜去かな？

ドレーンの排液が少ないときは

・手術後時間が経過して状態が安定したため
　体の中の排液が外に出た
・ドレーンが詰まって閉塞した
・ドレーン留置の位置が変わってしまい
　排液がある場所に先端が届いていない

対応

☑ドレーン量の経過を
　医師へ報告
☑x線検査などを確認して
　挿入位置があっているか
　排液がたまっているか確認
☑患者さんに症状が出ていないか
　バイタルサインをみる

ドレーンが
詰まったり
位置が変わって
いるときは
ドレーンがない状態と
同じことが起こる

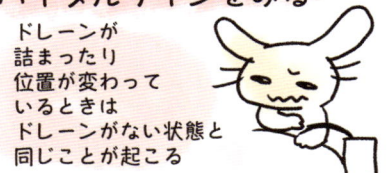

対策

☑ミルキングを
　行ってもいいか
　医師へ確認
☑ドレーンの
　1時間あたりの
　量を把握しておく
　→こまめに観察

ミルキングローラー

血性のドレーンの
場合はつまり
やすい

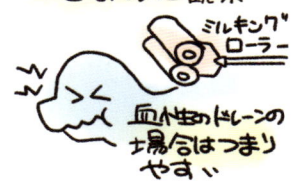

「ドレーンが詰まった？」と思ったらまずここを確認！

　排液がたくさん出るはずなのに、一向に出てこない。排液は出ているけど、量が減って患者さんが腹痛を訴えている…。「ドレーンが詰まっているのかな？」と思ったら、以下をチェックしてみましょう。

- [ ] ドレーンが凝血塊や屈曲で閉塞していないか
- [ ] ドレーン排液の性状に異常はないか
- [ ] そもそもドレナージできるものが体内にあるか
- [ ] 昨日までの排液量、今までの1時間の排液量と比べて、どれくらい少ないか
- [ ] 患者さんが症状を訴えていないか？バイタルサインは正常か？
- [ ] X線写真などの画像データがあれば、時系列で以前の画像と今日の画像の挿入位置を比較

　ドレーンの排液が出ないだけでも、アセスメントにはたくさんの情報が必要になります。どういった病態で、何のためにドレーンが挿入されているかを理解していないと、排液が出ないことが異常なのか、それとも正常な経過によるものなのかさえわかりません。しっかり情報収集することで、アセスメントにつなげていきましょう。

凝血塊によって閉塞していたら、ミルキング実施を検討しよう

　ミルキングは医師の許可を得て、ドレーンや排液バッグの損傷に十分注意して行います。

患者さんの症状には十分に注意！

　ドレーン先端の位置がずれていると、ドレナージがうまく行われないばかりか、先端が触れる場所によっては疼痛の原因になることがあ

ります。他臓器を損傷する可能性もあるため、早急に対処する必要が
あります。

　また、排出されるべき体液が排出されないことにより、疼痛や悪心、
呼吸困難などを引き起こすこともあります。たとえば、「胸水に対して
胸腔ドレーンを留置しているのに、排液がうまくドレナージされず、胸
水による症状を増悪させてしまう」というケースです。ドレーンの留置
理由をしっかり把握したうえで、閉塞したらどのようなことが起こるの
かを予測して対処します。

🐾 ドレーン閉塞への対応

　先端位置のずれや、なんらかの理由で閉塞している場合は、洗浄や入
れ替え、抜去を検討します。そのドレーンの今後の必要性や、洗浄など
の処置を行えるかどうかを考えることで、次に行われる処置を予測し、
先回りして準備を行いましょう。

PICK UP!

ミルキングの方法

　ドレーンが凝血塊などによって閉塞していたり流出がスムーズでない場合に、ミ
ルキングを行います。ミルキングローラーを使用する場合（利き手が右の場合）は、
ミルキングしたい位置より患者側のチューブを左の指で挟んだら、ミルキングした
い位置をローラーの中央で挟み、バッグ側（遠位）に向かってゆっくりすべらせます。
　ドレーンの種類によっては、ミルキングが禁止されていたり、チューブの素材に
よってミルキングローラーを使用できない場合もあり、注意が必要です。実施前に
は必ず医師に確認しましょう。

memo

2章 代表的なドレーンをおさえてみよう

管理とケアを学ぼう！ドレーンの留置部位

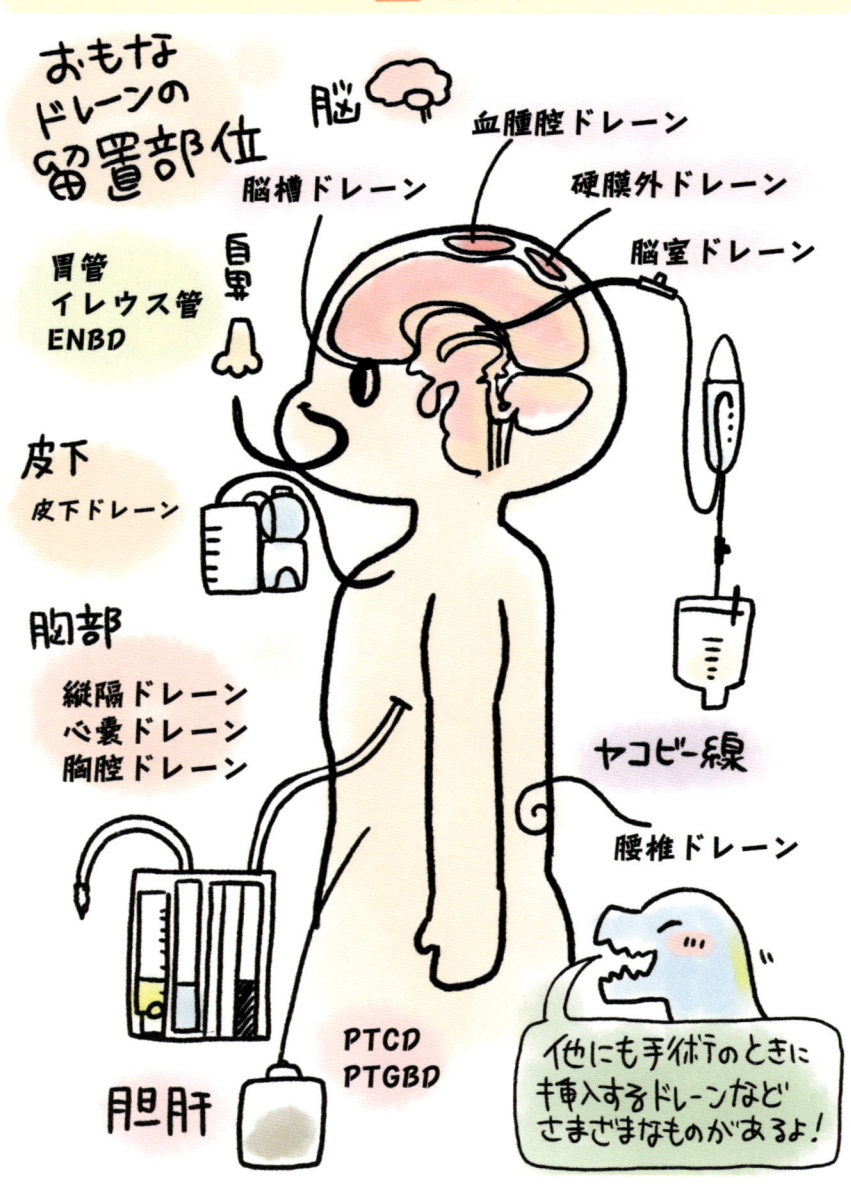

おもな
ドレーンの
留置部位

脳

胃管
イレウス管
ENBD

自鼻

脳槽ドレーン

血腫腔ドレーン

硬膜外ドレーン

脳室ドレーン

皮下
皮下ドレーン

胸部

縦隔ドレーン
心嚢ドレーン
胸腔ドレーン

ヤコビー線

腰椎ドレーン

PTCD
PTGBD

胆肝

他にも手術のときに挿入するドレーンなどさまざまなものがあるよ！

1 脳外科

①脳室ドレーン／脳槽ドレーン

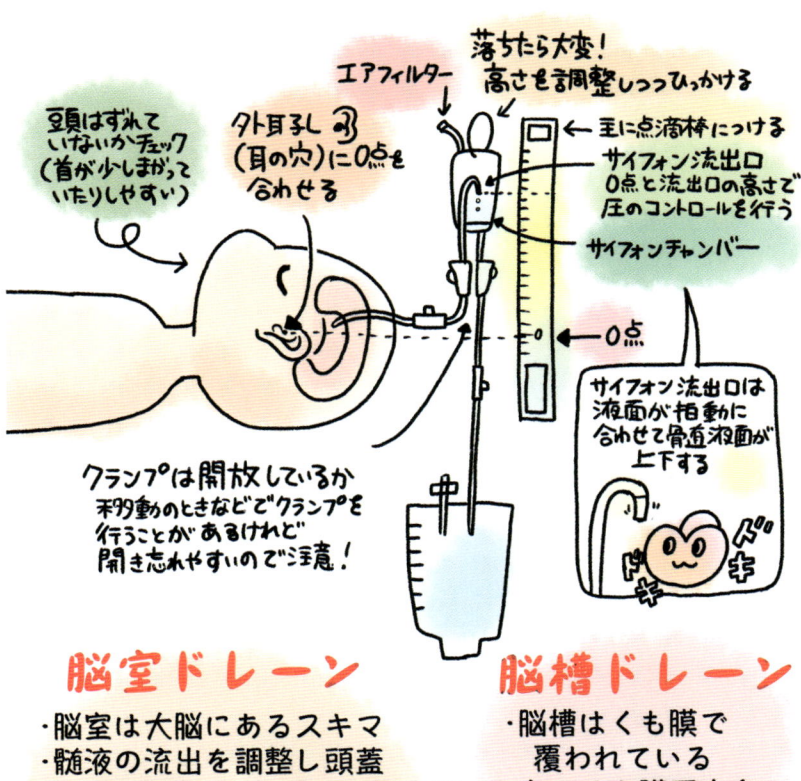

頭はずれて
いないかチェック
(首が少しまがって
いたりしやすい)

外耳孔
(耳の穴)に0点を
合わせる

エアフィルター

落ちたら大変！
高さも調整しつつひっかける

← 主に点滴棒につける

サイフォン流出口
0点と流出口の高さで
圧のコントロールを行う

サイフォンチャンバー

← 0点

サイフォン流出口は
液面が拍動に
合わせて骨直液面が
上下する

クランプは開放しているか
不利動のときなどでクランプを
行うことがあるけれど
開き忘れやすいので注意！

脳室ドレーン

・脳室は大脳にあるスキマ
・髄液の流出を調整し頭蓋
　内圧を調整できることが大切

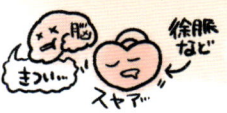

流れが少ないと
頭蓋内圧が亢進
↓
*頭症がすすむ

まつい…
スヤァ

徐脈
など

脳槽ドレーン

・脳槽はくも膜で
　覆われている
・主にくも膜下出血の
　手術で留置される

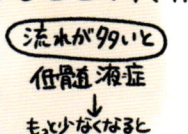

流れが多いと
低髄液症
↓
もっと少なくなると
出血のリスク…

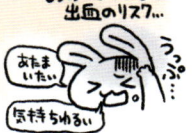

あたま
いたい
気持ちわるい
うっぷ…

脳ドレーンのまとめ

	脳室ドレーン	脳槽ドレーン
目的	頭蓋内圧のコントロールとモニタリング	
適応	・急性水頭症（脳腫瘍や脳内出血による脳脊髄液の通過障害または吸収障害によって生じる） ・脳神経外科術後で頭蓋内圧の上昇が予想される状態（くも膜下出血や頭部外傷など） ・脳室内の血腫や感染に対して薬剤投与が必要な場合	くも膜下出血に対する脳動脈瘤クリッピング手術時
挿入経路	頭皮→頭蓋骨→脳実質→側脳室 or 脳槽	
性状	無色透明水様	血性〜淡血性→キサントクロミー（薄い黄色）→無色へと変化
量	1日の髄液産生量は約500mL。 全髄液量は約150mL（1日3回入れ替わる換算）	
頭蓋内圧	10〜18cmH$_2$0（8〜15mmHg）	
排液異常	・排液が50〜100mL／日未満→ドレーン閉塞や脳室がすでに小さくなっている可能性 ・150mL／時以上→硬膜下血腫やけいれん発作を起こす可能性 ・血性排液が淡血性に戻らない→持続出血の可能性 ・排液に浮遊物が浮かんでいたり、混濁していたりする→髄膜炎の症状 ・ドレーン挿入孔の周囲から脳脊髄液の漏出→ドレーン閉塞や設定圧が高すぎないか確認	
合併症	・挿入時：脳脊髄液過剰排出（低脳圧症状、硬膜下血腫、けいれん発作など）、創感染 ・挿入後：髄膜炎、脳室炎、ドレーントラブルによる頭蓋内圧亢進、脳ヘルニアなど	
抜去条件	原因が排除されたことによる水頭症の改善と、再発する可能性がなくなった場合。もしくは感染徴候がなくシャント術が適応となった場合	頭部CTや臨床所見にもよるが、長くても2週間程度（脳血管攣縮期）で、くも膜下腔の血腫が洗い流された場合

観察項目

- 滴下
- 拍動
- 指示された設定圧
- 排出量とその性状
- 創部の汚染状況
- 脳脊髄液の漏れの有無
- バイタルサイン
- 瞳孔の状態

高さの管理

患者さんのベッドの高さは、頭側を 15 〜 30° に挙上して、仰臥位の状態で指示された設定圧を設定します。髄液は脳室内の脈絡叢で産生され、膜下腔→脳底部脳槽→くも膜顆粒から吸収されます。脳槽ドレーンと脳室ドレーンを併用している場合は、脳室ドレーン圧が脳槽ドレーン圧よりも高くなるようにします（脳室ドレーンが下流にあるため）。

感染予防

頭蓋内は非常に感染しやすいので、ドレーンを扱う際には無菌操作を厳重に行う必要があります。脳室から円盤部分（サイフォン流出口）までの脳脊髄液は無菌（清潔）とみなされます。そのため何らかの操作を行う場合、必ずポビドンヨード（イソジン ®）やクロルヘキシジングルコン酸塩液（ヒビテン ® 液）などの消毒薬を使用し、無菌操作のもとで数回の消毒を行ってから排液操作を行います。

操作後の処置

　操作終了後は活栓を閉じ、ふたをする際も同様の消毒を行います。アルコール綿での用手的な消毒は行わず、回路の中継点はガーゼやドレープで覆うことが望ましいです。ドレーンの空気フィルターが濡れた場合は、速やかに回路交換を行ってください。

注意点

- ドレーンの留置が長期にわたることも多いため、刺入部の消毒を怠らず、皮膚からの感染に注意してください。
- ドレーンの閉塞が疑われるときは、ミルキングをしないでください。脳組織を吸い出してしまったり、脳内の脈絡叢や脳室壁を傷つけてしまったりする恐れがあります。
- 圧コントロールが不良の際は以下のリスクがあります：
  圧が上昇すると、頭蓋内圧亢進や脳ヘルニアが発生し、生命の危険があります。圧が極端に低下すると、頭蓋内静脈の破綻などによる頭蓋内出血のリスクがあります。

PICK UP!
注意点 脳槽ドレーンの灌流処置

くも膜下出血の血液の分解産物を洗い流すために、脳室ドレーンから人工髄液や乳酸リンゲル液の注入が行われることがあり、これを灌流といいます。この場合、脳槽ドレーンからの流出量は、注入した液体量より多くなる必要があります。流出量が少ないと頭蓋内圧の上昇を引き起こすため、排液量に注意してください。

ケアのポイント

🐾 挿入部から脳脊髄液が漏れていると髄膜炎のリスクが高まります。ガーゼの汚染に注意しましょう。

🐾 体位変換や移送時は必ずクランプを行い、頭蓋内圧の変動を避けます。坐位での食事許可がある場合は、医師の指示に従い食事中にドレーンをクランプする必要があります。

🐾 クランプにペアン鉗子を使用する場合は、ドレーンが引っ張られないよう、2本以上のテープで頭部のガーゼ上に固定します。

🐾 床上安静が基本のため、患者さんの苦痛に配慮したケアを心がけましょう。

🐾 脳神経外科術後は意識障害や見当識障害が起こりやすく、事故抜去のリスクも高まります。抜去後は再手術のリスクもあります。

🐾 ドレーン抜去後には、抜去部からの排液漏れがないか（外界との交通の可能性）を確認したり、頭蓋内圧亢進症状や意識レベルの変化がないか神経学的所見を観察することが重要です。抜去後に頭蓋内圧の上昇や新たな麻痺がみられた場合、水頭症の可能性があるため、腰椎ドレナージが検討されます。

②硬膜外ドレーン／血腫腔ドレーン

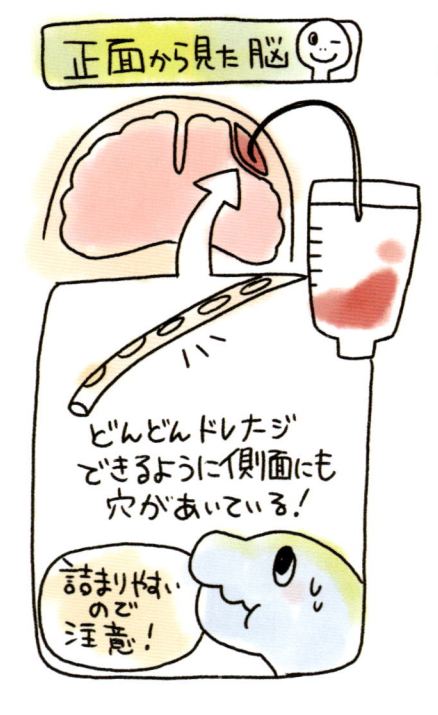

正面から見た脳

どんどんドレナジできるように側面にも穴があいている！

詰まりやすいので注意！

硬膜外ドレーン

・硬膜外腔は硬膜と頭蓋骨の間にある

ふだんは何もない場所なのでドレナージしすぎがない！

がんばる！

たまったものは全部出したい！

・開頭手術などで血がたまりやすい場所

→ たまりすぎると頭蓋内圧が上昇する

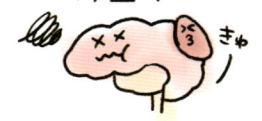

きゅ

血腫腔ドレーン

・慢性硬膜下血腫などの血腫の排液のために留置する
・出血がある場合には圧迫され虚血性脳浮腫を生じることがある

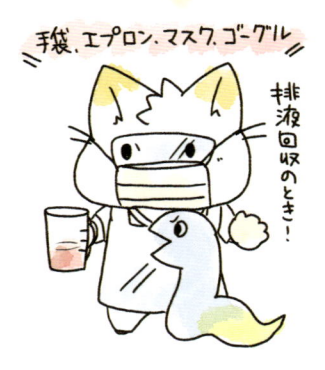

手袋、エプロン、マスク、ゴーグル

排液回収のとき！

硬膜外ドレーン・血腫腔ドレーンのまとめ

	硬膜外ドレーン	血腫腔ドレーン
目的	・術後の硬膜外血腫の予防 ・硬膜外貯留液の排出 　（髄液の流出は目的としない）	・慢性硬膜下血腫の穿頭術後に血腫腔内の血液を排出 ・高血圧性脳内出血の定位的血腫吸引術後に残存血腫を排出 ・抗菌薬の投与や血腫残存がある場合の血栓溶解薬（ウロキナーゼ）の注入
適応	・開頭手術ではほぼ全例に留置 ・穿頭術、脳室腹腔短絡術（シャント）では留置しない	・慢性硬膜下血腫 ・高血圧性脳内出血
挿入経路	硬膜外腔	・慢性硬膜下血腫：頭皮→硬膜および直下の血腫外膜→血腫腔内 ・高血圧性脳内出血：定位的脳手術後の残存血腫が予測される部位
性状	血性→徐々に量が減少するとともに血性も薄くなっていく	暗赤色あるいは若干キサントクロミー（黄色調）を帯びた血腫内容液、および血腫を洗浄した場合は洗浄液が出てくる
量	血腫に残存した血腫の量により異なる。皮下、骨、硬膜の止血が完全になされており、脳脊髄液瘻もない場合は、ドレーンからの排液はほとんどない	通常 50 ～ 60mL ／時
排液異常	・200mL ／時以上の血性排液→低髄圧症候群をきたす可能性 ・動脈血の拍動性排出→術後出血で再手術の可能性 ・静脈血の持続的排出→硬膜テンティングなどにより自然停止する可能性	・血腫に加え脳脊髄液300mL／時以上排出→血腫腔周囲でくも膜が破れている可能性 ・術後から排液が全然出ない→ドレーンの閉塞 ・鮮血が勢いよく流出→再出血の疑いあり
合併症	術後出血、けいれん、感染、抜去時の出血、抜去困難	感染、髄膜炎
抜去条件	一般的には手術 1 ～ 2 日後に CT で血腫の有無を確認し、抜去	・慢性硬膜下血腫：手術翌日の CT にて残存血腫および流入した空気が排出されていることを確認し抜去 ・高血圧性脳内出血：血腫の縮小と排液量の減少を確認後、1 週間をめどに抜去

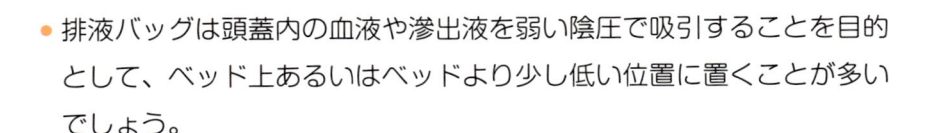

硬膜外ドレーン管理のポイント

- 排液バッグは頭蓋内の血液や滲出液を弱い陰圧で吸引することを目的として、ベッド上あるいはベッドより少し低い位置に置くことが多いでしょう。
- 凝血塊が詰まりやすいドレーンであるため、医師から禁止されていない場合には適宜ミルキングを行い、流出を促しましょう。ただし、引きちぎらないように十分注意してください。
- 血性の脳脊髄液が排出される場合は、硬膜外腔への脳脊髄液の漏出が考えられます。通常は心配ありませんが、脳脊髄液の排出量によっては低髄圧症候群を引き起こす恐れがあります。この場合は医師の指示を受けてから、ドレーン位置を耳孔より高めに設定します。

血腫腔ドレーン管理のポイント

- 手術室で挿入されることが多く、陰圧式の閉鎖排液バッグはベッドの上に、自然排出式の閉鎖排液バッグはベッドの横に吊るすことが多くなります。体位変換やベッド挙上の際に誤抜去しないよう注意しましょう。
- 薬液投与時は、脳内の感染を引き起こさないように完全な無菌操作を実施します。
- 脳出血の出血部位の周囲は、圧迫による虚血性脳浮腫が生じることがあります。血腫の増大は脳ヘルニアを引き起こすため、排液量と意識レベルには特に注意して観察します。排液が少なく意識レベルが低下している場合は、血腫の増大を疑います。

ケアのポイント

硬膜外ドレーン・血腫腔ドレーン共通

基本的に床上安静が求められます。そのため、患者さんの苦痛に配慮したケアを心がけましょう。

意識障害や見当識障害が起こりやすいため、事故抜去のリスクが高くなります。抜去後には再手術のリスクに注意してください。

慢性硬膜下血腫

軽微な頭部外傷では、受傷後数週間から多くは2～3カ月後に拡大することがあります。そのため、頭痛や認知障害、失禁、歩行障害、片麻痺などの症状が遅れて発生する場合があります。排液の状態とともにこれらの症状の増悪や軽減を常にアセスメントしましょう。

アルコール多飲者や高齢者に起こりやすく、「認知症」と誤診されやすいです。歩行による転倒や、注意散漫による誤抜去に注意が必要です。

高血圧性脳内出血

多くの場合、出血と反対側の片麻痺や感覚障害、共同偏視、意識障害を伴います。

左半球の出血では右側の片麻痺と同時に失語症が生じることがあります。綿密に観察することで、障害の程度に合わせた個別ケアにつなげましょう。

③腰椎ドレーン

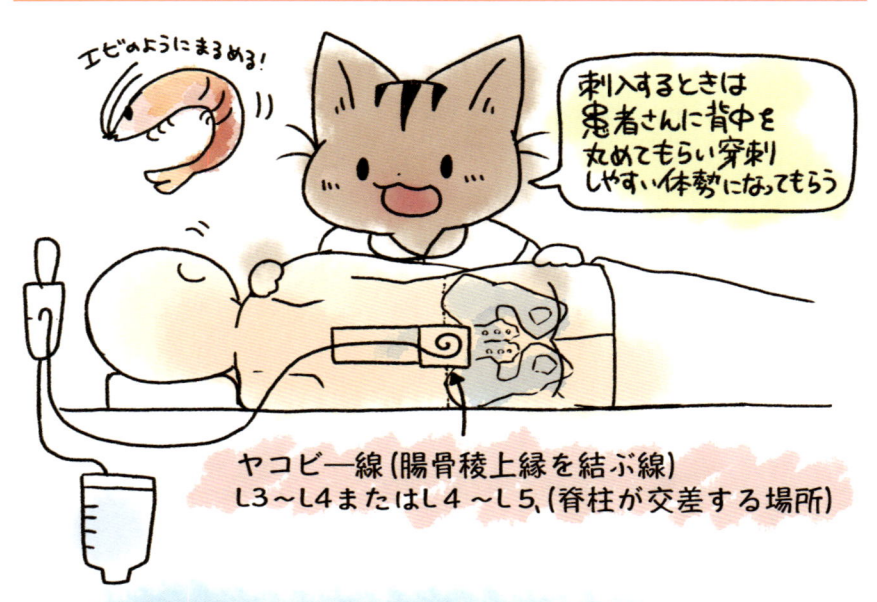

エビのようにまるめる!

刺入するときは患者さんに背中を丸めてもらい穿刺しやすい体勢になってもらう

ヤコビー線(腸骨稜上縁を結ぶ線)
L3〜L4またはL4〜L5,(脊柱が交差する場所)

・くも膜下出血などで脳槽ドレーンが
　留置できない、閉塞して使えないときに
　頭蓋内圧のコントロールなどを行う

・腰椎には髄液がある
　→正常では透明
　　くも膜下出血では血性になる

・腰椎ドレナージの管はとても細いので
　抜けないように注意!

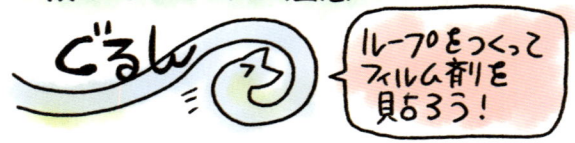

ぐるん

ループをつくってフィルム剤を貼ろう!

腰椎ドレナージのまとめ

	腰椎ドレーン
目的	・頭蓋内圧のコントロール ・脳血管攣縮の予防 ・術後の脳脊髄液の治療
適応	・くも膜下出血：破裂脳動脈瘤に対するコイル塞栓術後、脳槽ドレーンが閉塞などで使用できなくなったとき ・経蝶形骨洞手術や開頭手術後などに脳脊髄液瘻が生じたとき ・水頭症、頭蓋内感染、喉頭蓋窩術後、頭蓋底腫瘍術後、髄膜炎、低髄液圧症候群
挿入経路	第3～4または第4～5腰椎間板→腰椎→くも膜下腔
性状	無色透明〔くも膜下出血後は血性→淡血性→キサントクロミー（薄い黄色）→無色透明へと変わる〕
量	約500mL／日（約0.35mL／分）、 髄液の排出総量が100mL／4時間以下
排液異常	・髄液が混濁：髄膜炎などの頭蓋内感染が疑われる ・髄液が血性：くも膜下出血などの併発が予測される
合併症	・挿入時：血流遮断による脊髄虚血と脊髄浮腫、髄腔内血腫、髄液の漏出、脊髄損傷 ・留置中：感染（髄膜炎）、髄液流出過多による上行性ヘルニア、流出過少による頭蓋内圧亢進
抜去条件	約2週間で抜去（感染徴候がある場合には早期抜去することもある）

観察項目（神経学的所見）

- 意識レベル
- 四肢や眼球の運動
- 頭痛の有無
- バイタルサイン

管理のポイント

- 回路は脳室ドレナージと同じものを使用します。無菌操作に注意し、管理方法は「脳室ドレーン」（p.45）を参照してください。
- 排液バッグの交換は、1日に1回、または排液バッグが充満した場合に行います。
- ドレーンが何 cm 留置されているかをマーキングし、定期的に確認します。
- 脳室ドレーンと比べると、回路内の排液の心拍数や呼吸に同期した動きはあまり見られません。
- 患者さんに坐骨神経痛様の疼痛がみられたら、留置されたドレーンチューブが馬尾で神経根に触れている可能性があります。その際は、痛みが軽減する体位を取り安静とし、医師に報告します。

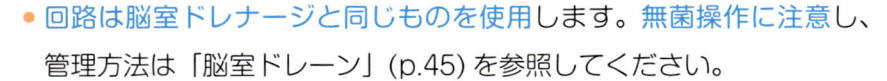

ケアのポイント

- 床上安静が基本となります。患者さんとのコミュニケーションを図りつつ、安静の必要性や誤抜去防止の注意点について患者さんや家族に理解してもらえるよう説明しましょう。

- 患者さんは行動制限により心理的ストレスが強くなります。その気持ちを傾聴しながら、不安や苦痛の軽減を心がけましょう。

2 心臓外科

① 開心術後

開心術後に留置するドレーン

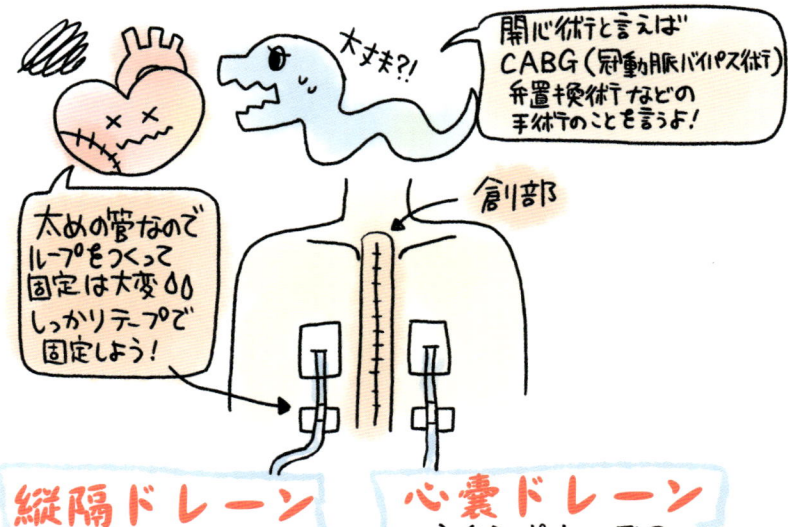

開心術と言えば CABG（冠動脈バイパス術）弁置換術などの手術のことを言うよ！

大丈夫?!

創部

太めの管なのでループをつくって固定は大変 しっかりテープで固定しよう！

縦隔ドレーン

・手術後の出血量の観察
・縦隔炎のときのドレナージ

縦隔は陰圧になっているため メラサキューム などで吸引する

心嚢ドレーン

・心タンポナーデの予防や治療

くるしっ

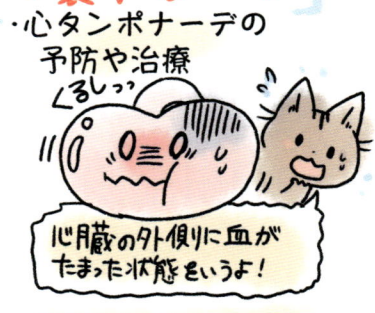

心臓の外側に血がたまった状態をいうよ！

・不整脈になりやすい

心臓に刺しているから当たって刺激になる

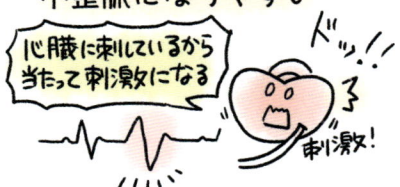

ドッ!!
刺激！

縦隔ドレナージ・心嚢ドレナージのまとめ

	縦隔ドレナージ	心嚢ドレナージ
目的	・縦隔手術後の排液性状や出血量の確認 ・縦隔炎におけるドレナージ	・急性心タンポナーデ（急性大動脈解離からの出血や心筋梗塞の合併症や心外傷など） ・心外膜疾患診断のための採液 ・術後出血による心タンポナーデ予防と監視
適応	・胸骨正中切開手術後 ・術後深部創感染 ・細菌性（化膿性）縦隔炎	心内膜に貯留した血液・漿液・または空気などが心臓を圧迫し、循環障害（心タンポナーデ）を起こしている場合
挿入経路	胸骨正中創直下→縦隔 胸壁→心嚢の前 頸部→心嚢の前	剣状突起下と左第4〜5肋間胸骨左縁または心尖拍動部（左第5肋間）から留置
性状	術後3日目までは術直後同様の血性〜淡血性。 その後、淡々血性〜淡黄色へ変化	
排液異常	・ドレーンの中に空気が排出される：肺損傷や気胸の可能性。感染のリスクが上がる ・大量の血性排液の排出：CABG（冠動脈バイパス術）後のグラフト破裂や心破裂、ドレーンによる心損傷の可能性。心原性・出血性ショックへの対処を行い、緊急開胸や再手術を予測する（100mL／時以上の出血がある場合は手術の必要がある） ・排液が白濁してきた：感染もしくは乳び瘻を疑う。バイタルサインを注意深く観察し、CT画像などから感染症などを特定する	
合併症	感染、肺損傷（気胸）、心損傷（出血、心タンポナーデ）、不整脈、術後腹壁瘢痕ヘルニア	感染、肺損傷（気胸）、心損傷（出血、心タンポナーデ）、不整脈、感染、肝損傷、空気塞栓、誤抜去
抜去条件	・心臓・大動脈手術後2〜7日で抜去 ・縦隔炎では数日から1カ月（感染症の治癒状態による） ・大網充填術後は2〜5日で抜去 ・100mL／日未満となれば抜去を検討する	留置後1〜7日後に抜去

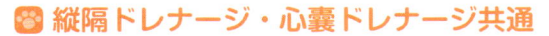

管理のポイント

🐾 縦隔ドレナージ・心嚢ドレナージ共通

- 挿入部の皮膚状態（発赤、熱感、腫脹、疼痛の有無）、滲出液や出血の有無、固定糸のゆるみがないかどうかを確認します。誤抜去防止のため、挿入長をマーキングし、固定テープで確実に固定できているかも確認しましょう。ドレーンの挿入が浅くなった場合は、感染予防のため、再挿入は避けましょう。
- ドレーンからのエアリークを認めたら、チューブの破損のほかに肺損傷などで胸腔と心嚢が交通している可能性があるため、医師に報告しましょう。

🐾 縦隔ドレナージ

- 縦隔内は胸腔内と同様、陰圧です。そのため、閉鎖回路として持続吸引を行います。ドレーンを開放すると体液が貯留したり、胸腔と交通がある場合には気胸の原因になります。
- 皮下気腫がないかを確認しましょう。なお、胸腔ドレーン併用時は胸腔ドレーン留置中の看護（p.21、75 参照）に準じてください。
- タイガンバンド使用時は、ドレーン接続部やタイガンバンドのゆるみがないか確認します。
- 縦隔炎を起こすと感染コントロールが難しくなるため、清潔管理を心がけましょう。

🐾 心嚢ドレナージ

- ドレーンの開存は呼吸性変動や心拍動の伝達によって確認できます。
- 細いドレーンは血性の心嚢水で閉塞しやすく、注意が必要です。
- ドレーンが閉塞した場合は医師に報告しましょう。すぐに抜去か入れ替えを行います。
- 体動に伴って、ドレーン先端位置の機械的損傷の恐れがあります。ドレナージ開始後はベッド上で安静を保ちます。

- ドレーンが心臓に当たると、不整脈（主に心室性期外収縮）を生じることがあります。頻発する場合は医師に報告し、先端位置の変更を検討してください。

ケアのポイント

🐾 縦隔ドレナージ・心嚢ドレナージ共通

- 縦隔ドレーンは出血を観察するため、心嚢ドレーンは閉塞予防のために、28〜32Fr の太いドレーンを使用します。そのため、患者さんが疼痛を感じやすいです。疼痛を把握するために、患者さんからの訴えや苦痛表情だけでなく、脈拍や血圧の上昇も確認しましょう。疼痛や不快感があれば、体位調整やドレーン固定の工夫が必要です。また、医師の指示に従って鎮痛薬の使用を検討します。
- ドレーンの逆行性感染を防ぐために、体位調整や移乗の際は排液バッグをドレーン挿入部より高く上げないように気を付けましょう。
- 行動制限の必要性を患者さんに説明します。看護ケアの際は、拘束感や治療上の不安を抱えている患者さんの気持ちに寄り添いましょう。

🐾 縦隔ドレーン

- 縦隔内は陰圧に保たれています。医師の指示に応じた吸引圧が適切に設定されているかを、定期的に確認しましょう。

🐾 心嚢ドレーン

- 心タンポナーデは、術後 3 日間、特に術後 2 時間以内に起こることが多いです。血圧や脈圧の低下、中心静脈圧 (CVP) の上昇、頻脈、心陰影の拡大（胸部 X 線写真）に注意しましょう。

3 消化器外科

①胃管とイレウス管の違い

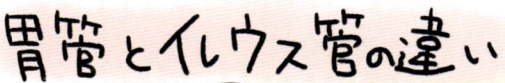

胃管とイレウス管の違い

どっちも鼻に管が入っているけれど違うよ！
イレウス管の方がたいへん！

胃管

経鼻胃管・マーゲンチューブ
NGチューブ セイラムと呼ばれる

よく使うのが
セイラム サンプ™チューブ
という商品名の
チューブだから！

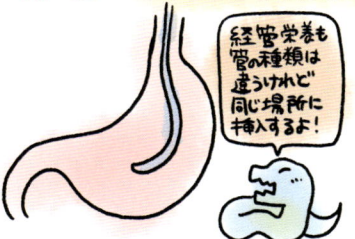

経管栄養も
管の種類は
違うけれど
同じ場所に
挿入するよ！

・先端は胃
・管は1mくらいある
・鼻腔から50〜60cm固定
・盲目的に入れる
・抜去は引っぱって抜く

イレウス管

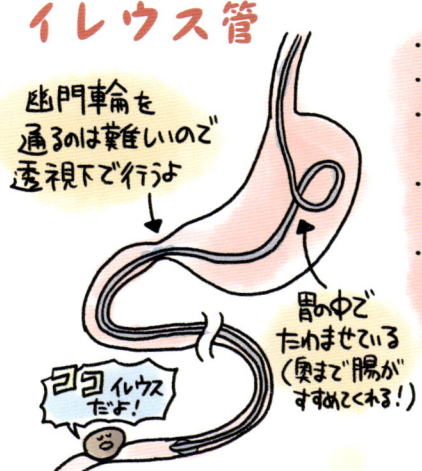

幽門輪を
通るのは難しいので
透視下で行うよ

胃の中で
たわませている
（奥まで腸が
すすめてくれる！）

ココ イレウス
だよ！

・先端は小腸
・管は3mもある
・長さはイレウスに
　なっている場所による
・透視下で挿入する
　（X線で影像を見ながら）
・先端にバルーンが
　あるのでしぼませて
　引っぱって抜く

おしりから
挿入することも
あるよ！

胃管・イレウス管のまとめ

	胃管	イレウス管
目的	・胃内容物の性状確認（情報ドレーン） ・胃内容物の体外への誘導（減圧、ドレナージ）	・腸液排出による腸管減圧 ・減圧に伴う局所の血流改善
適応	・胃・十二指腸潰瘍や胃がんからの出血に対する内視鏡的治療後（止血の確認） ・胃がん幽門側狭窄時（通過障害）、胃拡張での術前処置、上部消化管手術後の急性胃拡張・胃内容停滞による嘔吐、腸閉塞で嘔吐を繰り返すもの ・意識障害や鎮静下での人工呼吸管理下にあるとき ・薬物中毒	腸閉塞（絞扼性腸閉塞、大腸がんによる腸閉塞は除く）
挿入経路	・鼻腔〜胃底部	・経鼻：鼻腔〜トライツ靱帯を越えた空腸以深 ・経肛門：肛門部〜狭窄部口側
性状	通常は無色透明。さまざまな要因により、色調が変化する ・淡黄白色：腸液混じりの胃液 ・緑色：胆汁混じりの胃液 ・暗赤色：古い血液混じりの胃液 ・鮮紅色：上部消化管からの新鮮な出血	・便臭、胆汁様、下痢便様 ※経肛門的の場合は洗浄液が主になることが多い
効果判定	胃の緊満が改善されていれば、減圧効果ありと考える	腸管拡張が改善し排液減少もしくは狭窄改善した場合、減圧効果ありと考える
排液異常	鮮紅色の排液→上部消化管出血の疑い	血性排液→絞扼性腸閉塞の可能性。医師へ報告する
合併症	・挿入時：嘔吐による誤嚥、気管内への誤挿入、穿孔（食道・胃）、鼻出血、咽頭痛 ・留置中：患者不快、嚥下障害による誤嚥、消化管の出血・穿孔、鼻翼固定部の圧迫壊死	・経鼻：気管内への誤挿入、穿孔（食道、胃、小腸）、鼻出血、咽頭痛、固定部（鼻翼）の潰瘍形成 ・経肛門：結腸穿孔、出血、肛門違和感
抜去条件	・上記適応から除外された場合 ・減圧目的で挿入した場合は、100mL／日以下になった場合	・排便、排ガスが生じ、200mL／日以下に排液が減少した場合 ・チューブによる造影で閉塞がないことを確認できた場合 ※1週間経過しても改善しない場合は、手術の適応も検討
吸引設定	なし	・経鼻イレウス管の場合、通常は器械を使用した積極的な間欠持続吸引が行われる ・適切な吸引圧（−10〜−50cmH₂O）や吸引と吸引休止のサイクル（5〜10秒程度）での管理を行う →休止時間を設けるのは腸管壁の吸引による腸管損傷を防ぐため

管理のポイント

🐾 胃管とイレウス管共通

- 排液量が多量の場合には、脱水や電解質異常を引き起こす可能性があり、採血データや自覚症状に注意しましょう。注意深く IN-OUT バランスを管理し、必要に応じて点滴追加の指示を確認しましょう。

🐾 経鼻カテーテル共通

- 鼻翼固定を行う場合は、鼻孔の潰瘍形成に注意しましょう。チューブで圧迫されないよう、必要に応じて皮膚保護材を使います。固定用テープは1日1回貼り替え、そのときにチューブの固定位置や皮膚の状態を観察しましょう。

🐾 イレウス管

- メラサキュームなどの間欠持続吸引器を使用している場合は、指示どおりの吸引圧か、また設定が変更されないようにロックがされているかを確認します。X線写真での先端位置の確認や、腸管拡張の程度で減圧を評価し、適切な管理につなげましょう。

タイプ別のポイント

経鼻的イレウス管：イレウス管は自然に奥に進むため、鼻翼の固定が引っぱられやすくなります。留置時は胃内にチューブのたるみを作ることがポイントです。鼻翼にチューブを固定しない場合は、胃内にたるみを作って頬に固定することで、イレウス管が奥に進むことができます。挿入深度には常に注意しましょう。

経肛門的イレウス管：肛門部の固定は汚染されやすく、適宜交換しましょう。床にチューブを引きずりやすく、患者さんが踏んで誤抜去しないようなルート整理が重要です。

　医師によるイレウス管の洗浄時には、微温湯を使用します。注入量と回収量を確認し、適宜報告します。特に、注入量が回収量を上回った場合は、イレウス管の詰まり、あるいは肛門チューブ周囲からの漏出が考

えられます。イレウス管が詰まると、適切に減圧を図ることができなくなります。

ケアのポイント

経鼻的チューブ共通
- 歩行時に引っ張られやすいので、チューブを衣服に固定します。排液バッグは挿入部より下になるよう注意しましょう。誤嚥性肺炎の予防のため、口腔ケアを励行します。

胃管・イレウス管
- 患者さんにとって精神的苦痛を伴うことを理解し、適切なケアを行います。

イレウス管
- 患者さんには、転倒に気を付けるように説明しましょう。間欠持続吸引器使用時は、倒したりしないよう注意喚起も必要です。

TOPIC !

胃管の留置が減っているのはなぜ？

以前は、食道がんや胃がんの手術後に胃内の減圧・縫合不全予防のために胃管が留置されていました。ですが、多数の研究により、胃管の留置が術後合併症を減少させず、経過を早めて在院日数を短縮させないことがわかり、近年では予防的経鼻胃管は推奨されていません。内視鏡下など手術における身体的負担が軽減していることもあるでしょう。

②胆道ドレナージ

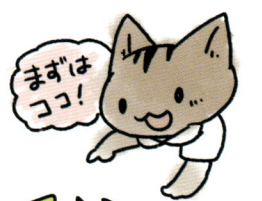
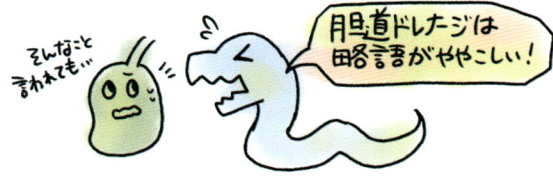

まずはココ！

そんなこと言われても…

胆道ドレナージは略語がややこしい！

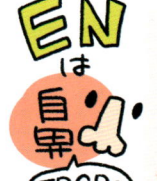

ENは鼻ERCPを行う

ENBD endoscopic nasobiliary drainage
内視鏡的経鼻胆道ドレナージ

ERBD endoscopic retrograde biliary drainage
内視鏡的逆行性胆道ドレナージ

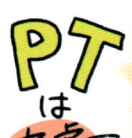
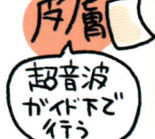

PTは皮膚超音波ガイド下で行う

PTCD
percutaneous transhepatic cholangio drainage
経皮経肝的胆管ドレナージ

PTGBD
percutaneous transhepatic gallbladder drainage
経皮経肝的胆嚢ドレナージ

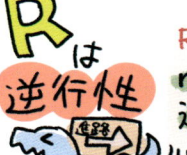

Rは逆行性

RTBD
retrograde transhepatic biliary drainage
逆行性経肝的胆道ドレナージ

※近年では内視鏡的胆道ステント（endoscopic biliary stenting：EBS）とよばれることもあります。

🐾 胆道ドレナージのまとめ

留置手技	内視鏡的		経皮経肝的		外科的（手術時）		
	ENBD	ERBD	PTCD	PTGBD	RTBD	Tチューブ	Cチューブ
目的	閉塞性黄疸の解除（減黄）、胆管内ドレナージ	短チューブ（ステント）を胆管内に置き、胆汁を腸内に分泌させる	内視鏡的に解除不可能な閉塞性黄疸や胆管狭窄の解除	急性胆嚢炎時の減圧	胆道再建を伴う手術時の胆管（肝管）空腸吻合部の減圧	総胆管結石に対する胆道切開時	胆道の減圧が必要と手術中に判断された場合
適応	総胆管の狭窄		総肝管の狭窄	胆嚢管の閉塞（胆石の嵌頓など）	胆道再建を伴う手術後	総胆管切開時	胆嚢摘出術後
挿入経路	鼻腔→胃→十二指腸→総胆管	ファーター乳頭→胆管にステント留置	皮膚→腹壁→肝臓→肝内胆管	皮膚→腹壁→胆嚢	胆管内→肝臓→腹壁→皮膚	胆管内→腹壁→皮膚	胆管内→胆嚢管→腹壁→皮膚
性状	黄金色（黄茶色）で、やや粘稠性のある排液						
量	胆汁の生産量は約500mL／日。胆管への流出もあるため、ドレーンからは300〜400mL／日前後。ただしPTGBDに関しては、胆嚢管が開存していない場合は0〜50mL／日程度で、性状は淡血性						
排液異常	・血性：出血の可能性 ・緑色：感染または閉塞の可能性 ・膿性：炎症などにより膿が貯留している状態						
合併症	ERCP後膵炎、出血・穿孔、胆管炎、胆嚢炎、誤嚥性肺炎		気胸、菌血症、胆汁性腹膜炎、腹腔内出血、肝内血腫、脱水・電解質異常、凝固障害		逆行性感染、ドレーン閉塞による排液流出不良、抜去後胆汁瘻、胆汁性腹膜炎		
抜去条件	ドレナージが必要となった原因によって異なる ・胆石症・総胆管結石：原因結石がないことを造影検査で確認して抜去 ・悪性腫瘍による閉塞性黄疸：原疾患の切除手術時に抜去。非切除例では胆汁を十二指腸に流す内瘻化を行う				術後数週以上経過（瘻孔形成）してから抜去を検討		術後3〜7日後

管理のポイント

🐾 排液の管理

　排液がバッグにたまる場合は、排液量とその性状に注意してください。また、排便がある場合は便の色も確認し、特に ERBD の場合は便が茶色になっているかを確認します。

🐾 固定と皮膚の管理

　ドレーンが体外に出ている場合は、固定部位と皮膚の状態を観察し、誤抜去や皮膚トラブルがないか確認します。

🐾 ドレナージ方法の変更対応

　どのドレナージ方法でも、変更やチューブ交換が行われることがあります。同じ患者さんに、内視鏡的手技と経皮経肝的手技が前後して施行されることもあります。

🐾 方法別のまとめ

内視鏡的経鼻胆道ドレナージ：ENBD

　ドレーンが長いため、取り扱いに注意して患者さんの負担を軽減します。長く余ったドレーンは、ねじれないようにひとまとめにして、患者さんの耳や衣服に固定します。

内視鏡的逆行性胆道ドレナージ：ERBD

　ステントにはプラスチック製と金属製があり、それぞれの特徴を理解しておきましょう。ステントの逸脱がないかを確認するため、定期的に腹部 X 線検査を行います。

経皮経肝的胆管・胆嚢ドレナージ（PTCD、PTGBD）

　ドレナージチューブは、右側は呼吸性変動の影響で、左側は距離の問題で、誤抜去（迷入）の可能性があり、ドレーンの位置や患者さんの状態を常に把握し、誤抜去を防ぐための対策が必要です。腹部 X 線写真で先端位置を確認します。患者さんの状態として黄疸の程度や原因、閉塞部位なども確認しましょう。ドレナージが一時的なものか、半永久的（抜

去困難）であるかをしっかり把握しましょう。

外科的ドレナージ（RTBD、Tチューブ、Cチューブ）

Cチューブ以外は長期留置が必要なため、挿入部の皮膚状態を細かく観察しましょう。排液の量・性状にも注意が必要です。

CHECK!

そのほかの胆道ドレナージ方法

☐ ENGBD（endoscopic nasogallbladder drainage：内視鏡的経鼻胆嚢ドレナージ）：経鼻的に胆嚢にチューブを留置する方法です。長いドレーンは折れやすいので慎重に取り扱います。

☐ PTGBA（percutaneous transhepatic gallbladder aspiration：経皮経肝的胆嚢吸引）：胆嚢に針を刺して胆汁を吸引する方法で、ドレーンを留置しないのが特徴です。

CHECK!

内瘻化と外瘻化

☐ 内瘻化（internal drainage）：ステントを使用して体内に排出経路を作る方法です。胆道ドレナージではERBDが該当します。

☐ 外瘻化（external drainage）：体の外にチューブを出して体液を排出する方法です。胆道ドレナージではENBD、PTCD、PTGBD、RTBD、Cチューブ、Tチューブが該当します。

ケアのポイント

🐾 内視鏡的手技後のケア

内視鏡的手技（ERCP）後は、腹部痛の出現や炎症所見などの血液データの推移に注意しましょう。膵炎や胆囊炎を起こす危険性があり、早期発見が重要です。

経鼻的に留置されているチューブは抜けやすいので、患者さんが扱いやすいように整理し、注意点を説明しましょう。ENBD は、活動量の増加や食事摂取によって、チューブが脱落する（先端がファーター乳頭から抜ける）可能性があります。排液の変化と食事摂取の状況を合わせて観察しましょう。

🐾 経皮経肝的手技後のケア

処置後は胆汁性腹膜炎、腹腔内出血、気胸などの危険性があります。処置直後のバイタルサインの変化や患者さんの苦痛表情、呼吸困難、意識レベルの変化に注意します。

PTCD の排液は、術直後に血液が混入しますが、徐々に黄金色に変化していきます。排液の量や性状（色、粘稠性、胆砂の有無など）を継続的に観察し、血液検査データの推移と合わせて減黄の経過や出血の有無を把握します。排液量が減少した場合、内腔が閉塞しやすいため、適宜ミルキングを行います。

🐾 外科的手技後のケア

RTBD や T チューブは、ほかのドレーンに比べて留置期間が長いのが特徴です。退院後に自宅で管理が必要な場合は、早期に自宅管理のための指導を開始します。

③ 胃切除術後

どのくらい胃を切除しているのかをチェックしよう

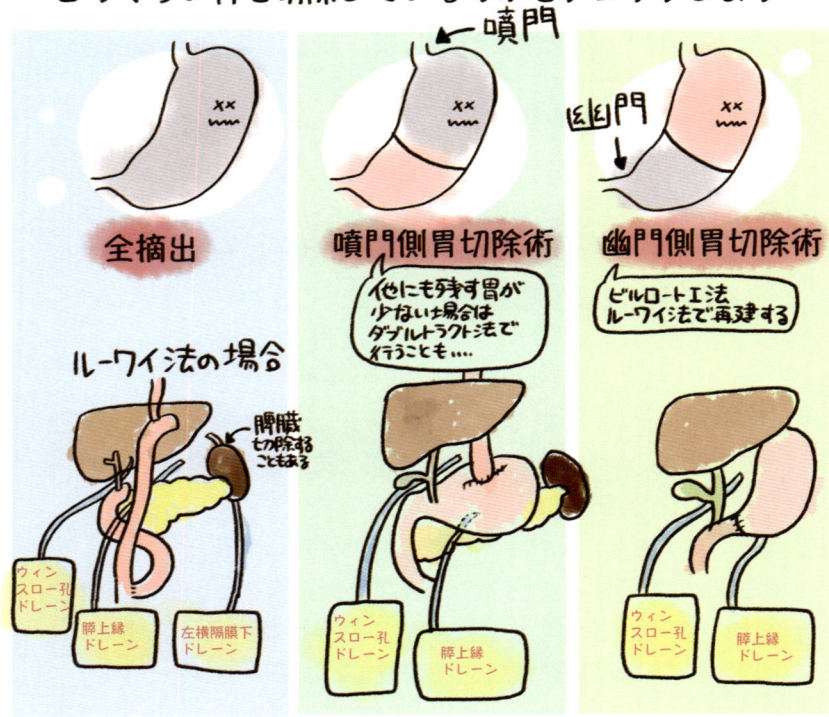

全摘出　噴門側胃切除術　幽門側胃切除術

← 噴門

幽門

ルーワイ法の場合

他にも残す胃が少ない場合はダブルトラクト法で行うことも……

ビルロートI法・ルーワイ法で再建する

膵臓 切除することもある

ウィンスロー孔ドレーン　膵上縁ドレーン　左横隔膜下ドレーン

ウィンスロー孔ドレーン　膵上縁ドレーン

ウィンスロー孔ドレーン　膵上縁ドレーン

胃切除では2〜3つのドレーンを留置する

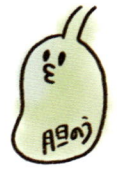

ウィンスロー孔ドレーンは出血のほかに近くの胆嚢に関連して胆汁瘻がないかの情報ドレーンとして使うよ！

胆のう

すいぞう

膵上縁ドレーンは出血のほかに膵臓の近くなので膵液瘻がないかの情報ドレーンとして使うよ！

胃切除術後ドレーンのまとめ

	ウィンスロー孔ドレーン	膵上縁ドレーン	左横隔膜下ドレーン
目的	・吻合部の縫合不全の早期発見 ・術後出血の情報ドレーン	膵液瘻の早期発見	脾門部の出血、脾損傷、膵液瘻に対応するための情報ドレーン
性状	血性→淡血性→淡黄色（漿液性）		
異常排液	・術後4〜7日目に胆汁や腸液様、混濁、臭気混じりの排液が出現した場合は、縫合不全が疑われる。 ・血性排液が100mL／時以上流出する場合は、術後出血の可能性がある	・ワインレッド色の排液は膵液瘻、混濁してきた場合は腹腔内膿瘍の可能性。血性排液に変化した場合は、仮性動脈瘤からの出血の可能性 ・膵液瘻では術後1〜3日後から排液が赤黒くなり、7日目前後で甘酸っぱい臭気を伴う粘稠かつ灰白色の排液になる。感染を生じると膿性排液に変化する	・血性排液が100mL／時以上流出する場合は、術後出血の可能性 ・膵上縁ドレーンと同様、膵液瘻や腹腔内膿瘍などの排液にも注意
	・挿入部からの滲出液が持続したり増量したりする場合は、ドレーンの挿入位置が不適切であったり、ドレーンの閉塞が考えられるため、腹部痛やバイタルサインの変化を確認し、医師へ報告する		
合併症リスクなど	手術中に迷走神経を切離した場合は胆嚢摘出も行うため、排液に胆汁の混入がないか注意する	・D2リンパ節郭清では膵上縁に沿って膵被膜の剥離が行われるため、膵液瘻の危険性がある ・抜去時には排液アミラーゼ値を確認する。数千単位であれば膵液瘻を発症している可能性	脾臓摘出後は、膵液瘻や腹腔内膿瘍、縫合不全の確率が、摘出しない場合に比べて高くなる

管理のポイント

👣 観察項目

挿入部の確認

　挿入部の発赤、腫脹、熱感、縫合糸の有無、滲出液の有無を確認します。また、ドレーンの屈曲や閉塞がないか、排液の性状（色、粘稠度、臭気など）も確認します。

固定の確認

　ドレーンが予期せず抜去されないように、固定テープが剥がれていないか、マーキングのずれがないかを適宜確認します。挿入部からの滲出液に備えて、Yガーゼなどを活用しながら皮膚保護を行います。

👣 縫合不全時

検査と対応

　縫合不全が疑われた場合は造影検査などで確認します。縫合不全が確定した場合は、絶飲食とし、中心静脈栄養管理を行います。また、減圧目的で経鼻胃管を留置し、間欠的低圧持続吸引を行うこともあります。

　ドレーンは引き続き排液ドレーンとして使用されます。排液の量と性状、発熱、採血データ（白血球数、CRP）を確認します。

　開放式ドレーンとして留置を継続し、徐々に引き抜いていくケースもあります。その場合は、安全ピンや縫合糸で確実に固定されているかを確認し、ドレーンの脱落や誤抜去に注意しましょう。通常、1〜2週間程度の保存的加療を行います。

ケアのポイント

🐾 ドレーン排液の性状に注意し、縫合不全、膵液瘻、腹腔内膿瘍などの合併症の早期発見に努めます。

🐾 術式や、どのくらい胃が切除されたのかを把握したうえで、適切な術後ケアを行います。

④食道切除・再建術後

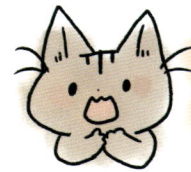

食道の手術はとても大きな手術なので
排液だけでなく情報ドレーンとしてなど
さまざまな目的でドレーンを留置します

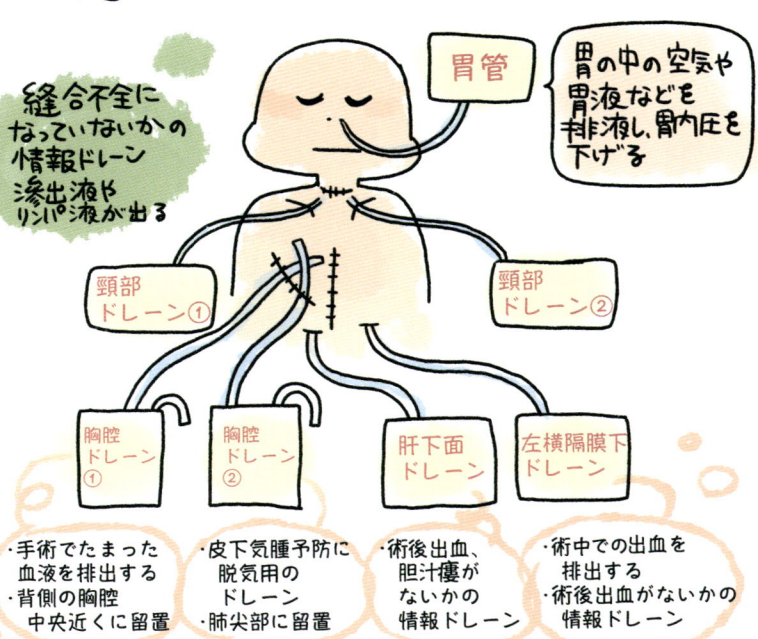

縫合不全に
なっていないかの
情報ドレーン
滲出液や
リンパ液が出る

胃管

胃の中の空気や
胃液などを
排液し、胃内圧を
下げる

頸部
ドレーン①

頸部
ドレーン②

胸腔
ドレーン
①

胸腔
ドレーン
②

肝下面
ドレーン

左横隔膜下
ドレーン

・手術でたまった
　血液を排出する
・背側の胸腔
　中央近くに留置

・皮下気腫予防に
　脱気用の
　ドレーン
・肺尖部に留置

・術後出血、
　胆汁瘻が
　ないかの
　情報ドレーン

・術中での出血を
　排出する
・術後出血がないかの
　情報ドレーン

手術によって出血するので
術後は血性の排液から徐々に
淡血性に変化する

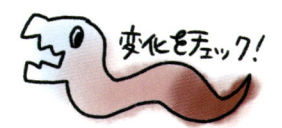

変化をチェック！

食道切除・再建術後ドレーンのまとめ

	頸部ドレーン	胸腔ドレーン	肝下面ドレーン	左横隔膜下ドレーン
目的	・縫合不全の情報ドレーン ・滲出液、リンパ液の排出	①手術時に貯留した血液排出用 ②開胸術後の皮下気腫予防のための脱気用	術後出血や胆汁瘻の情報ドレーン	・手術中に貯留した出血を排出する ・術後出血の情報ドレーン
留置部位	①頸部郭清部 ②食道胃噴門部の後面付近	①脱血用：胸腔背側中央 ②脱気用：肺尖部	肝下面	左横隔膜下
性状	・血性〜淡血性 ・徐々に漿液性に変化			
異常排液	・混濁し臭気を伴う排液の場合は縫合不全の可能性 ・白濁している場合は胸管損傷による乳び瘻が考えられる	・血性排液が100mL／時以上流出する場合は再開胸手術が必要になる ・白濁している場合は乳び瘻が考えられる	・血性排液が100mL／時以上流出する場合は術後出血の可能性 ・濃い黄色〜黄金色の排液がある場合は、胆汁瘻の可能性	血性排液が100mL／時以上流出する場合は術後出血の可能性
合併症リスクなど	・胸骨後に胃を挙上した場合は頸部における縫合不全が10〜30%と報告されている ・後縦隔経路で再建を行った場合に縫合不全が起こると、膿胸・縦隔炎などを起こす可能性があるため、予防目的で縦隔までドレーンを挿入することもある	①術中操作により肺や胸管損傷を起こすことがあり、気胸や乳び瘻の予防のために挿入されている。術後3〜5日後に飲水・食事開始後に縫合不全や乳び瘻が認められない場合は抜去を検討 ②術後2〜3日後にエアリークがなければ抜去	胆嚢摘出を行った場合は胆汁瘻に注意する	脾門部の出血、脾損傷、膵液瘻に対応するため留置する ※術後出血の情報収集目的に、仰臥位で深い位置となる横隔膜下と肝下面に留置する場合がある。また、術式によっては空腸−空腸吻合部などの吻合部にもドレーンが留置されることがある

管理のポイント

❄ 頸部ドレーン

陰圧の確認

　J-VAC® ドレナージシステムを用いる場合、適切に陰圧管理ができて
いるかどうかを確認しましょう。

縫合糸の確認

　縫合糸が感染源になることがあるので、縫合糸の周囲の発赤を確認し
ましょう。発赤が見られる場合は早期に縫合糸を除去します。

ドレーンの閉塞リスク

　凝血塊やフィブリンでドレーンが閉塞しやすいので、排液が急に減少
した場合はドレーンの閉塞を疑います。J-VAC® ドレナージシステムは
シリコン製で軟らかく損傷しやすいため、ミルキングローラーは使用し
ません。

❄ 胸腔ドレーン

吸引指示

　通常は吸引圧は－10cmH₂O に設定されます。

水封室と吸引圧制御ボトル

- 蒸留水が満たされているか確認します。
- 水封室の呼吸性変動（フルクテーション）として、吸気時に水位が上
  昇し、呼気時に水位が下がることを確認します。見られない場合は、
  ドレーンの閉塞や肺が十分に再膨張していることを示します。
- 持続吸引時は、吸引圧制御ボトルから 2 〜 3 秒に 1 回程度、気泡が
  上がっているか確認します（指示によっては異なる場合もあります）。

エアリークの有無

　水封室からの気泡を確認します。呼気時に間欠的な気泡がある場合は
気胸の可能性、呼気・吸気ともに持続的な気泡がある場合はドレーン回
路から空気が流入している可能性があります。

固定・接続の状態

　ドレーンは患者側と排液バッグ側の2カ所でテープ固定、接続部はタイガンバンドで2カ所固定され、マーキングのずれもなく確実に固定されているか確認します。

　接続が外れた場合は気胸や逆行性感染のリスクが高くなるため注意します（p.30 事例②参照）。

皮下気腫の有無

　挿入部に皮下気腫がないか、または皮下気腫が拡大していないか確認します。

ドレーンの安定性

　架台を使用する場合は、ドレーンが傾いたり倒れたりしないか確認します。

🐾 肝下面ドレーン・左横隔膜下ドレーン

　通常のドレーンと同様に、刺入部、縫合糸の有無、固定テープ（剥がれていないか）、ドレーンの排液・量を確認します。

PICK UP!

食道亜全摘術の再建法

　胸部食道がんに対して食道亜全摘術を行う場合、残った胃を持ち上げて（再建胃管といいます）頸部食道と吻合します。これを胃管再建術といい、胃管再建経路には①胸壁前経路、②胸骨後経路、③後縦隔経路、の3つがあります。経路によってそれぞれメリット・デメリットがあります。

　①胸壁前経路は、吻合操作が容易で縫合不全が起こった場合にも最も安全ですが、再建ルートが長く、また通過する食物が皮下に見えるため整容面で問題となります。

　②胸骨後経路は、縫合不全が起きた場合にも頸部創で比較的容易に管理できますが、再建胃管が胸骨と心臓の間で圧迫されやすい経路です。

　③後縦隔経路は生理的ルートに最も近く縫合不全の危険性も低い一方で、縫合不全が発生すると重篤化しやすいです。

　主に②胸骨後経路か③後縦隔経路が選ばれます。術後は、再建経路も確認しておきましょう。

ケアのポイント

- 🐾 術後に留置されるドレーンの数が多く、また留置部位も広範になるため、適切な疼痛コントロールを心がけましょう。日常生活動作（ADL）の拡大のためにドレーン類を整理し、離床時にはドレーンの誤抜去に注意するよう患者さんにも説明しましょう。
  なお、胃管は近年、留置しない傾向にあります（詳細はp.64「胃管の留置が減っているのはなぜ？」参照）。

- 🐾 行動が制限されることで、患者さんはストレスを感じやすくなります。患者さんの苦痛に寄り添ったケアを心がけましょう。

- 🐾 縫合不全や乳び瘻は食事開始後に判明することが多く、食事摂取後のドレーン排液は注意深く観察しましょう。

- 🐾 術式にもよりますが、術後に誤嚥性肺炎や無気肺などの呼吸器合併症が起こる可能性があります。合併症の予防には、口腔ケアと呼吸訓練をきっちり行うことが重要です。術後に嗄声がある場合は誤嚥リスクが高く、誤嚥時には咳嗽・痰の喀出を促しましょう。

⑤ 結腸切除術後

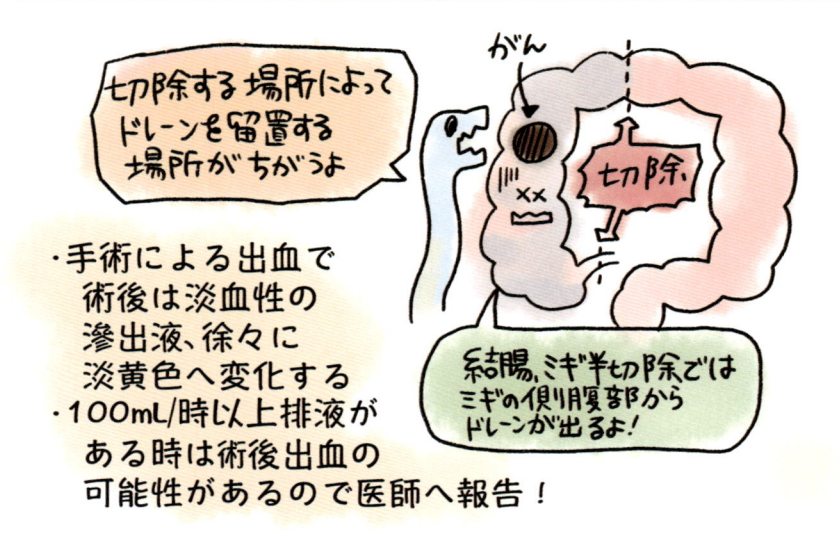

切除する場所によってドレーンを留置する場所がちがうよ

・手術による出血で術後は淡血性の滲出液、徐々に淡黄色へ変化する
・100mL/時以上排液がある時は術後出血の可能性があるので医師へ報告！

結腸、ミギ半切除ではミギの側腹部からドレーンが出るよ！

🐾 結腸切除術後ドレーンのまとめ

	右傍結腸溝ドレーン	左傍結腸溝ドレーン	骨盤底（ダグラス窩・膀胱直腸窩ドレーン）
目的	縫合不全や術後出血の早期発見のための情報ドレーン		
留置手術	右半結腸切除後、回盲部切除後	S状結腸切除後、左半結腸切除後	骨盤臓器切除術、消化管穿孔や虫垂炎などの腹膜炎手術
性状	淡血性〜淡黄色（漿液性）		
異常排液	・100mL／時を超える血性の排液：術後出血疑い。すぐにバイタルサインを測定し、医師へ報告 ・褐色で悪臭のある排液：縫合不全の可能性。腹部症状や発熱などを確認し、医師へ報告 ・挿入部からの滲出液が持続したり増量したりする場合は、ドレーンの挿入位置が不適切であったり、ドレーンの閉塞が考えられるため、腹部痛やバイタルサインの変化を確認し、医師へ報告		
抜去時期	術後3日以降で、異常排液や腹痛の増悪、ドレーン刺入部からの出血などがなく、排液が100mL／日以下であれば抜去		

※ドレーンを留置しない場合もある。

管理のポイント

挿入部の確認

　挿入部の発赤、腫脹、熱感、縫合糸の有無、滲出液の有無を確認します。ルートの屈曲や閉塞はないか、排液の性状（色、粘稠度、臭気など）を確認します。ドレーンが予期せず抜去されないよう、固定テープが剥がれていないか、マーキングのずれがないかを適宜確認します。

皮膚保護

　ドレーン挿入部からの滲出液に備えて、Y ガーゼなどを活用しながら皮膚を保護します。

縫合不全時の対応

　縫合不全が疑われる場合は、排液の量と性状、発熱や採血データ（白血球数、CRP）を確認します。開放式ドレーンとして留置を継続し、徐々に引き抜いていくケースもあります。その場合は、安全ピンや縫合糸で確実に固定されているかを確認し、ドレーンの脱落や誤抜去に注意しましょう。

ケアのポイント

　🐾 逆行性感染のリスクになるため、排液バッグを挿入部より上に持ち上げないように注意します。患者さんには事故抜去を防ぐための注意点を説明します。

　🐾 術後早期に離床を進めるため、患者さんがドレーンを取り扱いやすいようにキャリングバッグの活用も検討するとよいでしょう。

⑥直腸切除術後

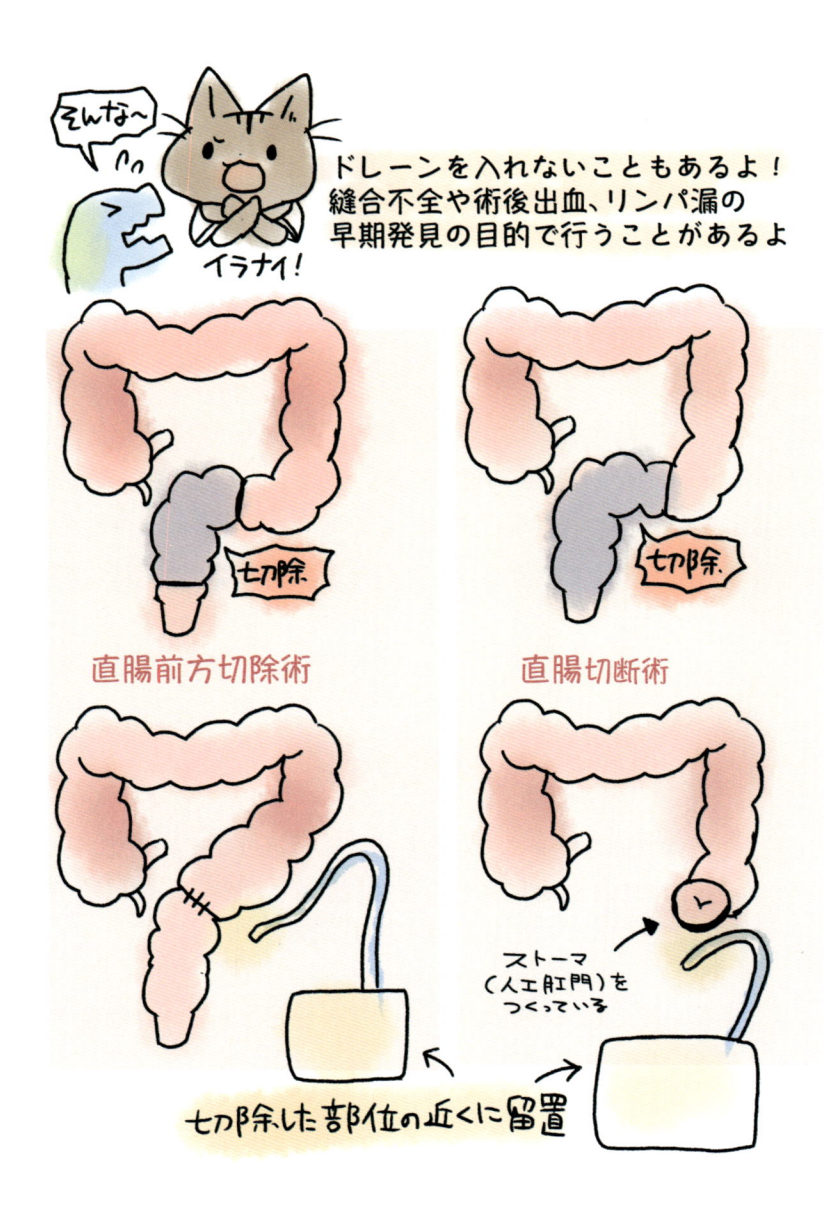

そんな〜

イラナイ！

ドレーンを入れないこともあるよ！
縫合不全や術後出血、リンパ漏の
早期発見の目的で行うことがあるよ

切除

切除

直腸前方切除術

直腸切断術

ストーマ
（人工肛門）を
つくっている

切除した部位の近くに留置

直腸切除術後ドレーンのまとめ

挿入経路	経腹壁経路	経会陰経路	経肛門経路
留置の可能性のある術式	ほとんどの直腸がんの手術	腹会陰式直腸切断術	肛門温存する直腸切除術
目的	・術後出血、縫合不全などの早期発見 ・死腔や縫合不全のリスクが高いときの予防		吻合部の減圧を図り、縫合不全を予防
留置部位	吻合部前面、吻合部後面、直腸肛門側断端、骨盤死腔など	小骨盤死腔	再建された腸管内
性状	淡血性→淡々血性→淡黄色（漿液性）		淡血性～淡々血性→淡茶色～便汁
異常排液	・100mL／時を超える血性排液：術後出血の可能性 ・褐色で悪臭がある排液：縫合不全の可能性 ・膿性排液：感染の可能性 ・挿入部からの滲出液が持続したり増量したりする場合：ドレーンの挿入位置が不適切、もしくはドレーンの閉塞の可能性 ・上記出現時は腹部痛やバイタルサインの変化を確認し、医師へ報告する		・100mL／時を超える血性排液：術後出血の可能性 ・膿性排液：感染の可能性
抜去時期	術後3日以降で、異常排液や腹痛の増悪、ドレーン刺入部からの出血などがなく、排液が100mL／日以下であれば抜去		排ガス、排便があり、異常排液を認めなかったら抜去

PICK UP！

直腸前方切除術

　直腸前方切除術は経腹的に直腸を切除する術式で、直腸がんなど直腸にできた腫瘍に対して適応になります。直腸の切離が腹膜反転部よりも口側の場合を「高位前方切除術」、肛門側の場合を「低位前方切除術」といいます。

管理のポイント

🐾 経腹壁経路・経会陰経路

挿入部の確認

　発赤や腫脹、熱感、固定糸の有無、滲出液の有無を確認します。ルートの屈曲や閉塞がないか、排液の色調、粘稠度、臭気を確認します。ガーゼ以外にドレーンパウチを用いることもあります。

縫合不全や感染の疑い

　縫合不全や感染が疑われる場合は、閉鎖式ドレーンをカットして開放式ドレーンとし、洗浄や吸引を行います。排液の量や性状、発熱、採血データ（白血球数、CRP）を確認します。開放式ドレーンとして留置する場合は、安全ピンや縫合糸で確実に固定されているかを確認し、ドレーンの脱落や誤抜去に注意します。

固定の確認

　事故抜去予防のため、固定テープや縫合糸などで確実に固定されているか、マーキングのずれがないか確認します。鼠径部などの屈曲部分へのドレーン固定は避け、歩行や体位変換に支障がない場所を選択します。

🐾 経肛門経路

固定糸の管理

　ドレーンの固定糸は感染しやすいため、縫合糸周囲の発赤を確認し、発赤が見られる場合は早期に縫合糸を除去します。腸蠕動が始まると自然抜去することがあるため注意しましょう。開放式ドレーンの場合、体内への迷入に注意が必要です。

清潔ケア

　経肛門的にドレーンが留置されていても、陰部洗浄などの清潔ケアは可能です。腸蠕動が活発になり、殿部が便などで汚染されやすいため、皮膚のかぶれやただれに注意し、清潔保持に努めましょう。

ケアのポイント 🐾

🐾 逆行性感染予防のため、排液バッグを挿入部より上に持ち上げないよう徹底しましょう。引っ掛けたり踏んだりしてドレーンが事故抜去されないよう患者さんに注意を促します。

🐾 特に経肛門ドレーンでは、臭気や排液の見た目が離床意欲を妨げる原因になるため、排液バッグカバーなどを活用して患者さん本人や周囲の患者さんへの配慮を行いましょう。

🐾 経会陰経路や経肛門経路のドレーンでは、坐位時に苦痛を伴うことが多いです。軟らかいマットを使用したり、殿部の圧迫を最小限に抑える動作方法を指導しましょう。

PICK UP!

ストーマを造設するのはどんなとき？

　下部直腸がんや肛門がんなど主に肛門温存が難しい部位のがん切除後と、縫合不全予防の目的で一時的に必要な場合に、消化管ストーマが造設されます。ストーマを造設する術式は、直腸切除術やハルトマン術、骨盤内臓全摘術、低位前方切除術、括約筋間切除術などです。

　ストーマを造設した患者さんは、排泄の方法をはじめ日常生活が大きく変化します。またボディイメージの変化も伴うため、精神面への配慮がとても重要になります。ぜひ知識を深めて、「ストーマを保有していても、手術前と変わりない日常生活を送れる」と患者さんが安心できるような支援につなげてみてくださいね。

⑦肝切除術後

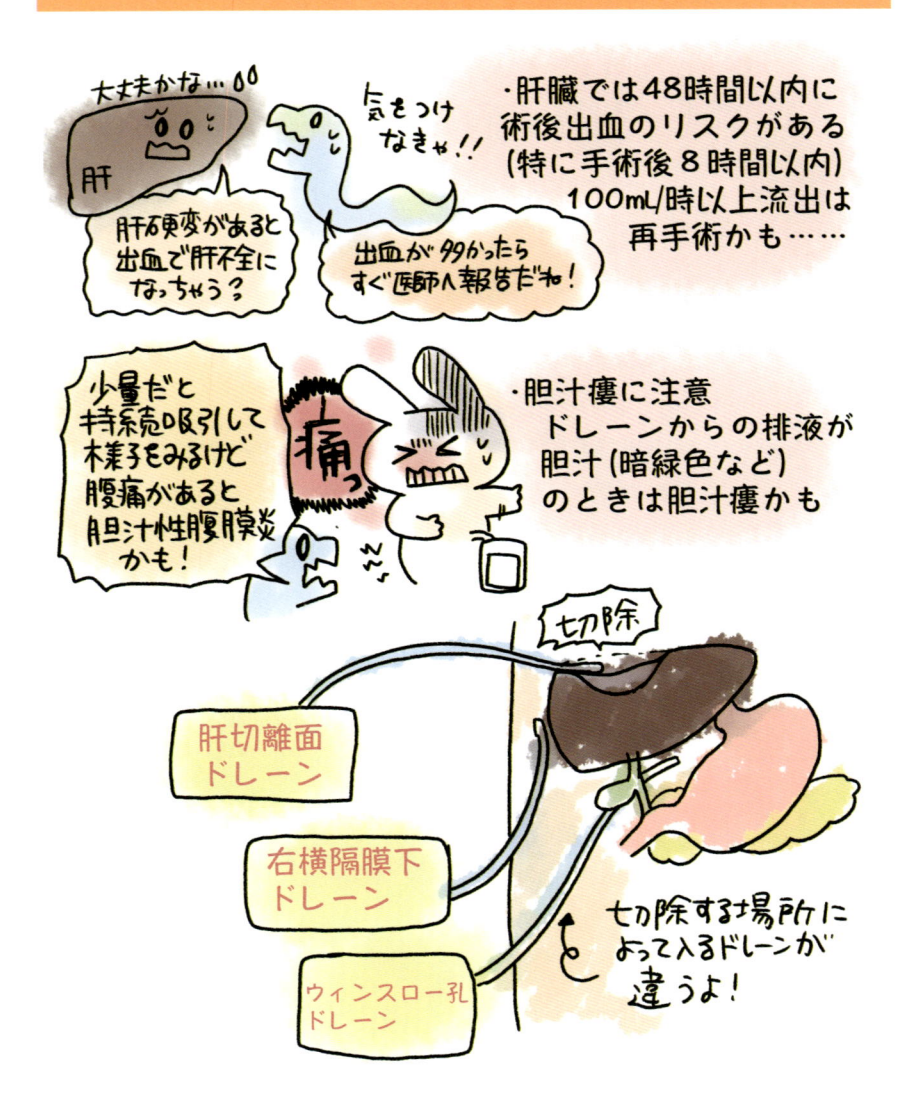

大丈夫かな…

肝

肝硬変があると出血で肝不全になっちゃう？

気をつけなきゃ!!

出血が多かったらすぐ医師へ報告だね!

・肝臓では48時間以内に術後出血のリスクがある（特に手術後8時間以内）100mL/時以上流出は再手術かも……

少量だと持続吸引して様子をみるけど腹痛があると胆汁性腹膜炎かも！

痛っ

・胆汁瘻に注意　ドレーンからの排液が胆汁（暗緑色など）のときは胆汁瘻かも

切除

肝切離面ドレーン

右横隔膜下ドレーン

ウィンスロー孔ドレーン

切除する場所によって入るドレーンが違うよ！

🐾 肝切除術後ドレーンのまとめ

	肝右葉切除術・肝左葉切除術・肝部分切除術	開胸術を伴う肝切除術	胆道再建を伴う肝切除術	
留置部位	肝切離面（1つの肝切離面に対し1本）	肝切離面および胸腔内	肝切離面、ウィンスロー孔、右横隔膜下など	胆道内（RTBD、Cチューブ）など
目的	出血や胆汁瘻の早期発見、胸腹水貯留の治療的ドレーン	・肝切離面：出血や胆汁瘻の早期発見 ・胸腔内：脱気	出血や胆汁瘻の早期発見	胆道内圧を減圧し、肝切離面の胆汁瘻を軽減させる
性状	淡血性→淡々血性→淡黄色（漿液性）			黄金色
異常排液	・100mL／時を超える血性排液：術後出血の可能性 ・排液が混濁して浮遊物あり：感染の可能性 ・胆汁（黄金色〜暗緑色）の排液：胆汁瘻の可能性			・緑色：細菌感染またはドレーン閉塞 ・混濁、浮遊物あり：膿による混濁
抜去時期	・腹腔内ドレーン：腹水が300mL／日以下程度（利尿薬などによる腹水コントロールが可能な程度） ・胸腔内ドレーン：胸水が200mL／日以下となった場合			留置したドレーンによって抜去時期が異なる
合併症リスク等	・肝臓では48時間以内に術後出血リスクがあり、特に術後8時間以内の出血リスクが高い。肝硬変を合併している場合は、易出血傾向にある。術後出血を起こしやすいため注意 ・胆汁瘻の場合は、持続洗浄・間欠持続吸引で保存的に治療する場合と再手術の場合がある ※術後胆汁瘻とは、ドレーン排液中の総ビリルビン値が血清総ビリルビンの3倍以上の状態が術後3日以上続く状態、または腹腔内の胆汁貯留に対し放射線画像下治療または手術が必要な状態をいう ・肝硬変の肝切除後は胸水や腹水が貯留しやすくなる。これは、肝表面や肝臓を固定する膜に存在するリンパ流路が破綻することで、漿液性の滲出液が大量に腹腔に貯留したり、経横隔膜的に胸腔に腹水が流入したりするためである			

管理のポイント

排液量の管理

　胸水や腹水が多量に排出された場合は、適切な補液が必要となることがあります。そのため、排液量の推移に注意し、定期的にモニタリングを行います。

ドレーンの固定確認

　固定テープや固定用の縫合糸が外れていないかを確認します。縫合糸の周囲に発赤や疼痛などの感染徴候がないかを確認し、発見した場合は、すぐに医師に縫合糸抜去を依頼します。

ケアのポイント

- 🐾 ドレーン刺入部に疼痛がある場合は、指示に基づき鎮痛薬を使用し、早期の離床を促します。

- 🐾 ドレーン抜去後に、抜去部から持続的に腹水が漏れ出す場合は、ガーゼカウントを行います。排液量が多く、なかなか減少しない場合は医師へ報告しましょう。縫合閉鎖処置を検討することがあります。

- 🐾 患者さんの活動状況に合わせて、ドレーンの固定方法や固定部位を検討し、最適な方法を選択します。

⑧ 胆嚢摘出術後

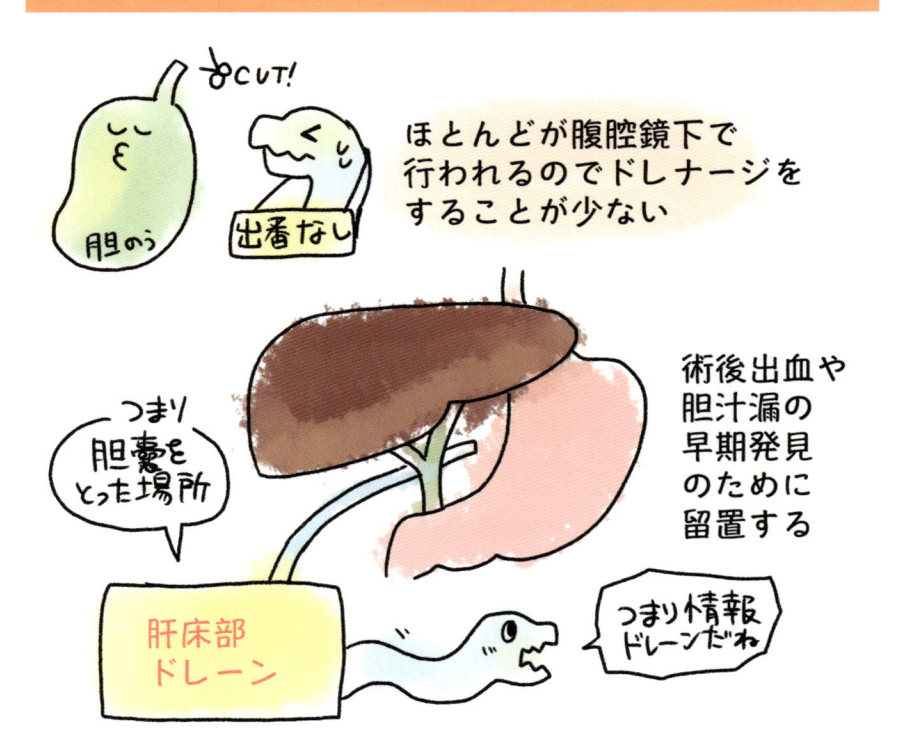

ほとんどが腹腔鏡下で行われるのでドレナージをすることが少ない

胆のう

CUT!

出番なし

つまり胆嚢をとった場所

肝床部ドレーン

術後出血や胆汁漏の早期発見のために留置する

つまり情報ドレーンだね

胆嚢摘出術後ドレーンのまとめ

	肝床部ドレーン
留置部位	肝床部
目的	術後出血、胆汁漏出、滲出液漏出に対するドレーン
性状	淡血性〜淡々血性〜淡黄血性
異常排液	・術後早期の出血：術後出血の可能性 ・黄金色混じりの排液：濃い目の黄色や粘稠度がやや高くなった場合は、術後胆汁瘻が疑われる
抜去時期	ドレーンからの異常排液や発熱などが見られない場合は、医師からの指示で抜去となる

管理のポイント

　近年、胆囊摘出術は主に腹腔鏡を使って行われることが多く、その場合、ドレーンが留置されることはほとんどありません。ただし、開腹手術で胆囊を摘出した後には、まれにドレーンが留置されることがあります。ドレーンが留置された場合の管理とケアについて説明します。

ドレーンの種類

　胆囊摘出後に留置されるドレーンには、肝床部ドレーンだけでなく、Cチューブやtチューブも含まれます。

ドレーンの主な目的

　ドレーンの主な目的は①胆汁瘻、術後出血の早期発見、②胆汁性腹膜炎の予防の2つです。

ケアのポイント

　胆囊摘出術後の注意点は、肝切除術後と同様です。どこにどのようなドレーンが入るのかイラストで確認できたら、肝切除術後の解説（p.84）を参照してみてください。

⑨膵切除・膵尾部切除術（DP）後

複数の合併症が起こりやすい術式なので
さまざまな種類のドレナージを行う

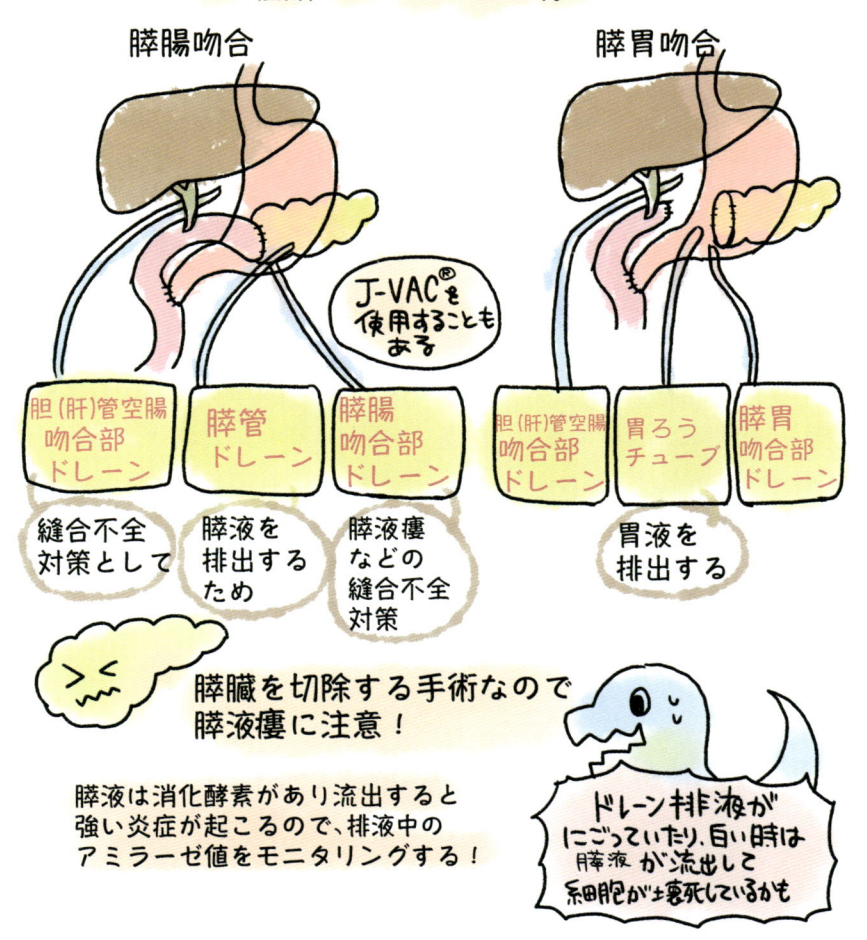

膵腸吻合

膵胃吻合

J-VAC®を
使用することも
ある

胆（肝）管空腸
吻合部
ドレーン

膵管
ドレーン

膵腸
吻合部
ドレーン

胆（肝）管空腸
吻合部
ドレーン

胃ろう
チューブ

膵胃
吻合部
ドレーン

縫合不全
対策として

膵液を
排出する
ため

膵液瘻
などの
縫合不全
対策

胃液を
排出する

膵臓を切除する手術なので
膵液瘻に注意！

膵液は消化酵素があり流出すると
強い炎症が起こるので、排液中の
アミラーゼ値をモニタリングする！

ドレーン排液が
にごっていたり、白い時は
膵液が流出して
細胞が壊死しているかも

89

🐾 膵切除・膵尾部切除術後ドレーンのまとめ

	膵断端ドレーン
留置部位	膵臓を切除した部分に留置する
目的	縫合不全や膵液瘻、術後出血の早期発見
性状	淡血性→淡々血性→淡黄色（漿液性）
異常排液	・血性・ワインレッド色が 100mL ／時以上：術後出血 ・くすんだ灰色：膵液瘻 ・汚臭を伴う膿性：感染 ・白濁、灰白色：乳び腹水
抜去時期	術後出血や膵液瘻、胆汁瘻がないか、改善していることがわかり次第、抜去する

管理のポイント

🐾 膵液瘻のリスク

　膵切除後には、多少なりとも膵液瘻が起こる可能性があることを常に念頭に置いておきましょう。膵液瘻は感染やその他の合併症のリスクを伴います。

🐾 血性排液の観察

　ドレーンから膿性の排液があった後に血性の排液を認めた場合、仮性動脈瘤による出血の可能性があります。早期の発見と対応が重要ですので、異常があればすぐに報告してください。

🐾 ケアのポイント 🐾

🐾 膵頭部切除・膵尾部切除の注意点は、膵頭十二指腸切除術と同様です。膵尾部切除では、膵断端ドレーンが留置されます。どこにどのようなドレーンが入るのかイラストなどで確認できたら、膵頭十二指腸切除術後の解説（p.91）を参照してみてください。

⑩膵頭十二指腸切除術（PD）後

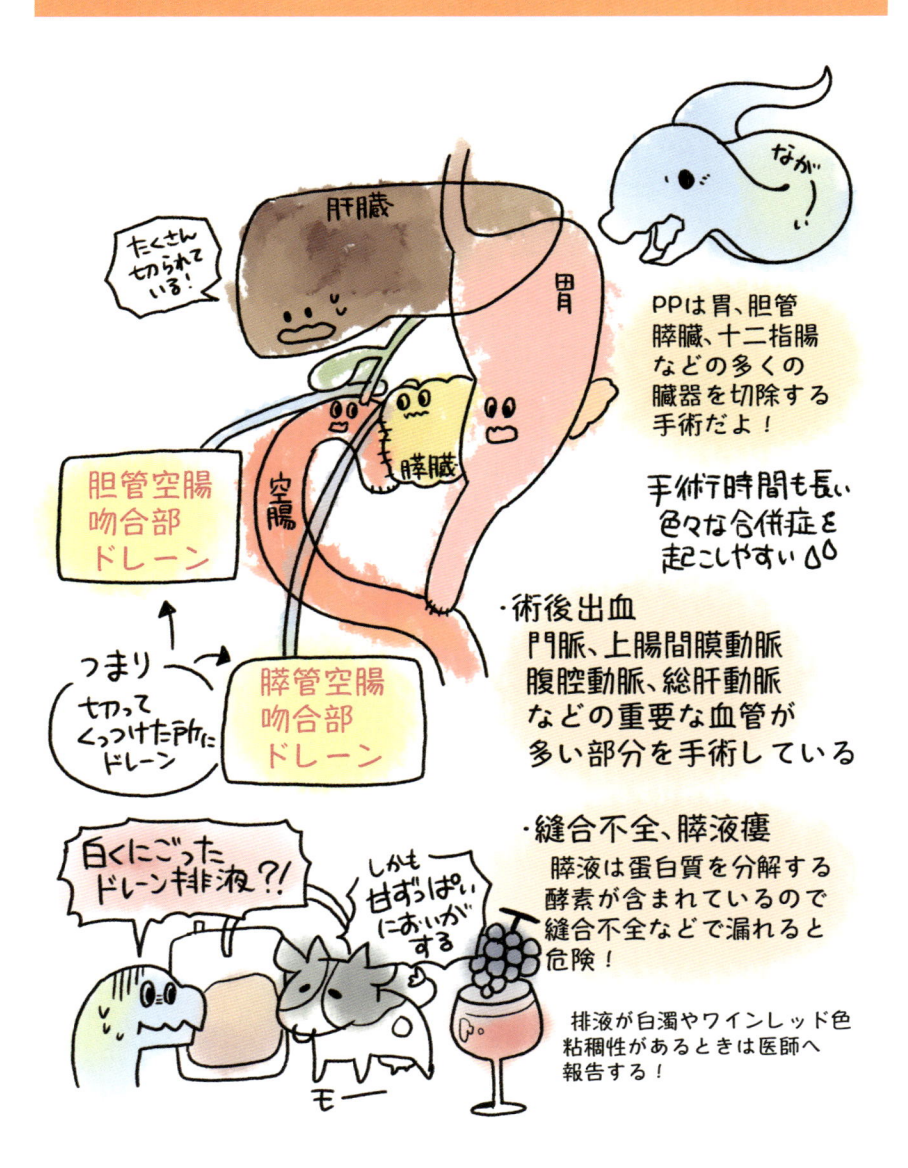

肝臓

たくさん切られている！

胃

なが〜い

PPは胃、胆管
膵臓、十二指腸
などの多くの
臓器を切除する
手術だよ！

胆管空腸
吻合部
ドレーン

空腸

膵臓

手術時間も長い
色々な合併症を
起こしやすい△△

つまり
切って
くっつけた所に
ドレーン

膵管空腸
吻合部
ドレーン

・術後出血
　門脈、上腸間膜動脈
　腹腔動脈、総肝動脈
　などの重要な血管が
　多い部分を手術している

・縫合不全、膵液瘻
　膵液は蛋白質を分解する
　酵素が含まれているので
　縫合不全などで漏れると
　危険！

白くにごった
ドレーン排液?！

しかも
甘ずっぱい
においが
する

モ〜ー

排液が白濁やワインレッド色
粘稠性があるときは医師へ
報告する！

🐾 膵頭十二指切除術後ドレーンのまとめ

留置部位	胆管（肝管）空腸吻合部	膵空腸吻合部（膵上縁・下縁）	膵管チューブ	胆管チューブ
位置詳細	・それぞれの吻合部に留置 ・前面・後面と２本留置する場合も多い		膵管と空腸の吻合部をまたぐように留置	胆管と空腸の吻合部をまたぐように留置
目的	吻合部の縫合不全や膵液瘻、胆汁瘻、術後出血の早期発見		・膵液の外瘻目的 ・吻合部を減圧し、膵液瘻を予防	・胆汁の外瘻目的 ・吻合部を減圧し、胆汁瘻を予防
性状	淡血性→淡々血性→淡黄色（漿液性）		無色透明	黄金色
量	通常 200mL 以下／日（患者の状況による）		100 〜 200mL／日（残膵にもよる）	200 〜 500mL／日
異常排液	・出血：血性、100mL ／時以上 ・胆汁瘻：胆汁様（黄金色〜暗緑色）	・出血：100mL／時以上の血性、ワインレッド色 ・膵液瘻：灰色まじり ・感染：臭気を伴う膿性混じり ・乳び腹水：白濁・灰白色	・出血：100mL／時以上の血性、ワインレッド色 ・膵液瘻：くすんだ灰色 ・感染：膿性（臭気あり）	・出血：100mL ／時以上の血性 ・感染またはドレーン閉塞：緑色〜膿性
抜去時期	術後出血や膵液瘻、胆汁瘻がない、もしくは改善していることがわかり次第、抜去する		・術後 3 〜 4 週間前後で抜去となる ・食事開始後で、最低でも術後 2 週間以上経過してから抜去する	
合併症リスク等	・膵切除を行う場合は、多少なりとも膵液瘻が起こることに留意する ・膿性排液から血性の排液を認めた場合は、仮性動脈瘤による出血の可能性も考えて早期に対応する		膵管チューブは術中に内瘻化する場合がある	

・胆汁瘻、膵液瘻の診断基準を知っておく
  ・膵液瘻：ドレーン排液アミラーゼ値が、血清アミラーゼ値の 3 倍以上の状態が 3 日以上続く場合
  ・胆汁瘻：ドレーン排液ビリルビン値が、血性ビリルビン値の 3 倍以上の状態が 3 日以上続く場合
・合併症として乳び腹水が現れた場合は、絶食で加療する必要性がある。乳び腹水は難治性のため、栄養状態や IN-OUT を継続的に観察しながらケアを行う

管理のポイント

🐾 胆管（肝管）空腸吻合部・膵空腸吻合部（膵上縁・下縁）

血性排液の観察

血性排液が 100mL 以下であっても、体内に血液が貯留している可能性があります。バイタルサインや腹部症状を定期的に確認し、患者さんの状況を把握します。特に血性排液が続く場合、再手術の可能性があるため、準備を行います。

🐾 膵管チューブ

閉塞の対応

膵管チューブからの排液がない場合や、チューブ内の閉塞が疑われる場合は、医師に報告します。閉塞解除方法としては、ミルキングや2mL 程度のシリンジで軽く吸引することがありますが、この実施には、医師の判断を確認しましょう。生理食塩水による洗浄は、膵管内圧を高めて急性膵炎を引き起こすリスクがあり、基本的には禁忌です。

🐾 胆管チューブ

閉塞の対応

胆管チューブの閉塞が疑われる場合も、生理食塩水での洗浄は控えます。胆管内圧を上昇させ、胆管炎などのリスクになる可能性があります。

🐾 共通事項

ドレーンの管理

膵切除術後はドレーンの数が多いため、ドレーンの屈曲や接続外れがないように定期的に整理します。各勤務帯の開始・終了時には、必ず固定テープや縫合糸を確認し、誤抜去や迷入がないよう注意しましょう。

遅発性膵液瘻の観察

ドレーン抜去後は、遅発性の膵液瘻に注意が必要です。腹膜炎症状（発熱や腹痛、血液検査での炎症反応の変化など）を見落とさないように観察しましょう。腹膜炎症状がみられたら、超音波検査や CT で確認し、

液体貯留があれば経皮的穿刺ドレナージを行う必要があります。

ケアのポイント

- 複数のドレーンが留置されるため、体位変換や歩行が難しくなります。適宜ルートを整理し、患者さんへもドレーンの整理方法や歩行時の注意点について説明することで誤抜去を予防します。

- 複数のドレーンにより疼痛が生じやすく、疼痛コントロールが必要です。患者さんの状態をこまめに確認しながら、指示に基づいて適宜鎮痛薬を使用しましょう。

- 膵液や胆汁が皮膚に触れると皮膚トラブルを起こしやすいため、皮膚を清潔に保ちます。滲出液が多い場合は、皮膚保護材を活用しましょう。

- 術後は、胃内容物の排出遅延を起こしやすくなります。減圧や胃液排出の目的で経鼻胃管や胃瘻が留置されたら、排液量と性状に注意しましょう。排液量が多い場合は、電解質や脱水に注意しながら補液の指示を確認します。

- 膵切除後は厳密な血糖コントロールが必要です。高血糖が続くと感染や縫合不全、術後創傷治癒遅延のリスクが高くなるため、ドレーンからの異常排液に注意するとともに、徹底した血糖コントロールを行います。

4 整形外科

①関節腔ドレナージ／大腿骨骨頭置換術後

関節腔ドレナージ

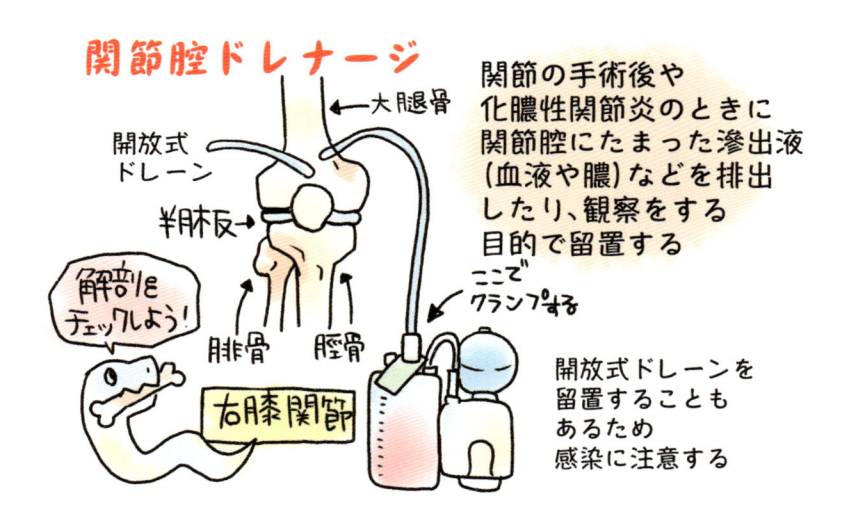

関節の手術後や
化膿性関節炎のときに
関節腔にたまった滲出液
(血液や膿)などを排出
したり、観察をする
目的で留置する

開放式ドレーン

大腿骨

半月板→

解剖を
チェックしよう！

腓骨　脛骨

右膝関節

ここで
クランプする

開放式ドレーンを
留置することも
あるため
感染に注意する

大腿骨骨頭置換術後ドレナージ

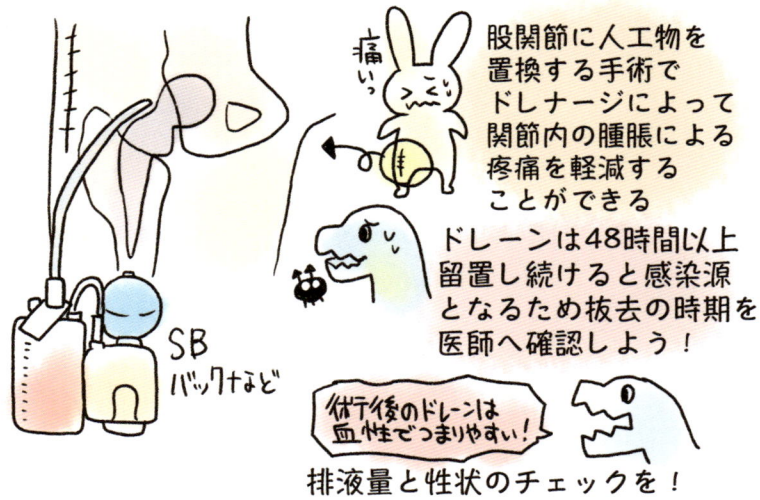

痛いっ

股関節に人工物を
置換する手術で
ドレナージによって
関節内の腫脹による
疼痛を軽減する
ことができる

ドレーンは48時間以上
留置し続けると感染源
となるため抜去の時期を
医師へ確認しよう！

SB
バックなど

術後のドレーンは
血性でつまりやすい！

排液量と性状のチェックを！

🐾 関節腔ドレナージ／大腿骨骨頭置換術後ドレナージのまとめ

	関節腔ドレーン		大腿骨骨頭置換術後ドレーン
ドレーンの種類	開放式ドレーン	閉鎖式ドレーン	
目的	・関節腔に貯留した滲出液の排出 ・排出液の性状確認		・大腿骨骨頭置換術後の出血による血腫形成・細菌感染の予防 ・関節内の腫脹による疼痛軽減
適応	化膿性関節炎の緊急排膿目的	・関節手術後、関節腔に血腫の貯留が予想される場合 ・化膿性関節炎の排膿目的	大腿骨や軟部組織からの出血時
ドレーンの種類	ペンローズドレーン	SB バック J-VAC® ドレナージシステム	
排液性状	血性から淡血性～漿液性		
合併症	出血、感染、ドレーンの抜去困難・残留、縫合不全		
抜去条件	感染・排膿が改善したとき	通常術後 1～2 日後（関節内出血がなくなるまで）	原則として術後 48 時間以内に抜去
留置場所	処置室などで留置することができる	手術中に留置する	

memo

....

....

....

....

....

....

....

管理のポイント

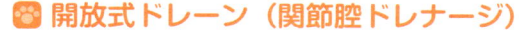 開放式ドレーン（関節腔ドレナージ）

- 逆行性感染が起こりやすいので注意が必要です。
- 排液は滅菌ガーゼを使用して吸収します。
- ガーゼの汚染を定期的に観察し、汚染時はすみやかにガーゼを交換します。ガーゼ交換は手指洗浄・消毒後、手袋を装着して滅菌下で行います。

閉鎖式ドレーン（関節腔ドレナージ・大腿骨骨頭置換術後ドレナージ）

- 外気との交通がないため、感染予防に効果的です。閉鎖環境を維持するため、排液バッグ内の滲出液を廃棄する際は、クランプして排液の逆流を防ぎます。排液バッグ内の滲出液を安易に廃棄しないことが大切です。
- ドレーン穿刺部からの感染には注意が必要です。皮膚の発赤、腫脹、排膿などの感染徴候に注意しましょう。
- 関節腔ドレナージでは、吸引圧が適切かどうかを常に確認してください。
- ドレーンからの排液が少ないときは、ねじれや屈曲がないか確認しましょう。
- 凝血塊による閉塞の解除にはミルキングが適切な場合もありますが、ドレーンの素材などによっては禁止されているため、医師の指示に従ってください。
- 指示どおりの吸引圧に設定しても排液バッグに空気が貯留する場合は、すぐに医師に報告してください。

ケアのポイント 🐾

🐾 固定するときは、ドレーンのねじれや屈曲がないか注意しましょう。

🐾 ドレーンから多量の滲出液がある場合は、陰圧管理が適切に行えているかを確認し、医師へ報告します。

🐾 誤ってドレーンが抜けてしまったり、ドレーンとバッグの接続が外れてしまったりすると、感染リスクが高くなります。誤抜去や接続外れが起こったときは、ドレーンをクランプし、医師に報告しましょう。

🐾 ドレーン留置中は可動域が制限されます。移動時は、誤抜去予防のため、ドレーンや排液バッグを網包帯などでまとめて固定します。固定の圧にも注意しましょう。
可動域が制限されるため、体位変換や移動時には看護師が介助することを患者さんに説明します。体動制限がある患者さんには、ストレスに寄り添ったケアを行いましょう。

🐾 ドレーン抜去後も感染には注意しましょう。フィルムドレッシング材や滅菌ガーゼを使用し、創部の清潔を保ちましょう。

メラサキューム

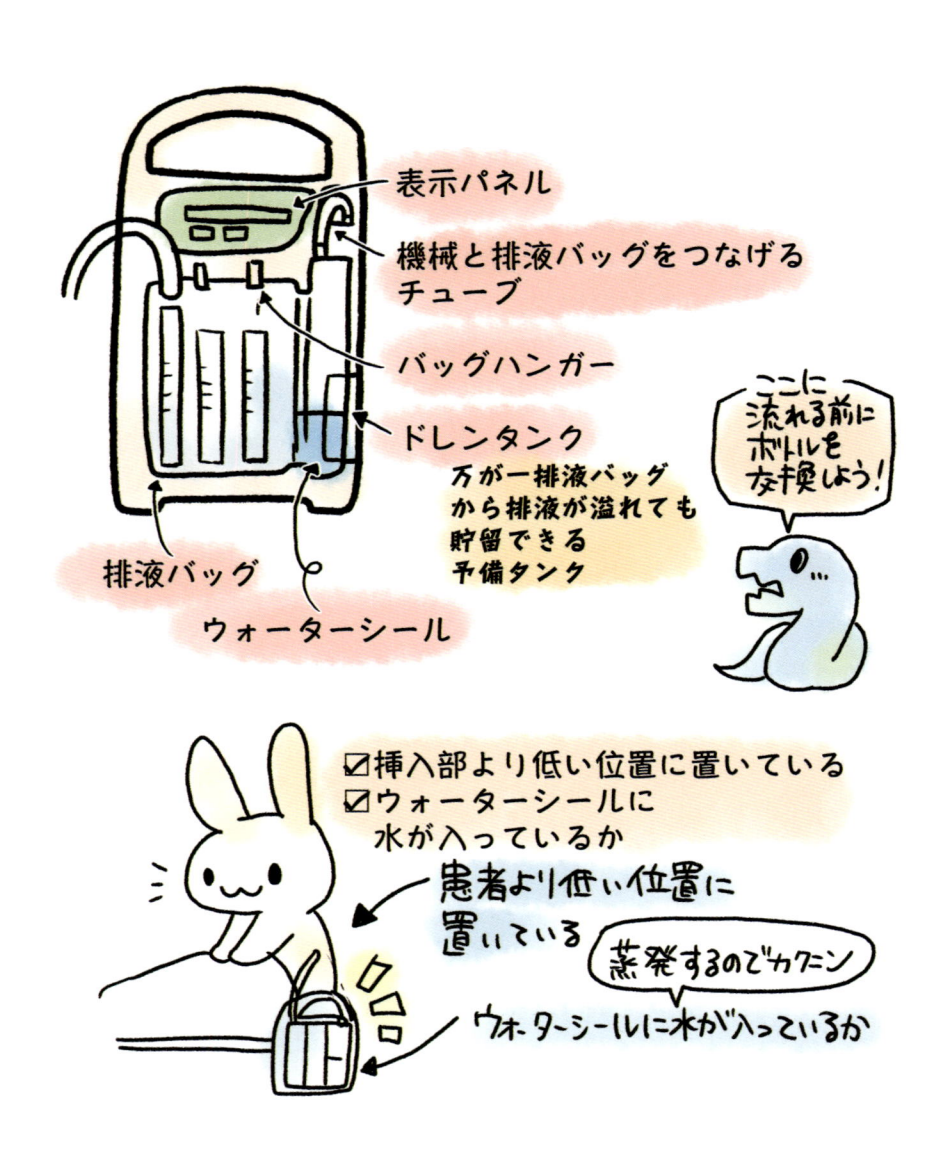

表示パネル

機械と排液バッグをつなげるチューブ

バッグハンガー

ドレンタンク
万が一排液バッグから排液が溢れても貯留できる予備タンク

排液バッグ

ウォーターシール

ここに流れる前にボトルを交換しよう！

☑挿入部より低い位置に置いている
☑ウォーターシールに水が入っているか

患者より低い位置に置いている

蒸発するのでカクニン

ウォーターシールに水が入っているか

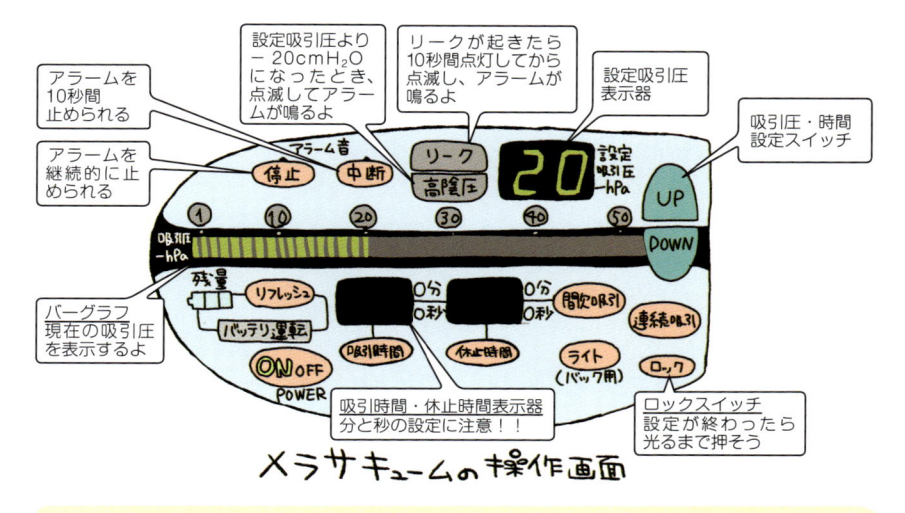

メラサキュームの操作画面

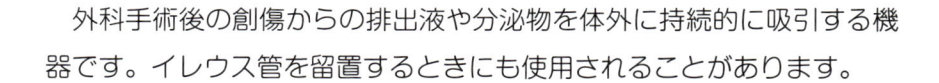

使用部位・適応

外科手術後の創傷からの排出液や分泌物を体外に持続的に吸引する機器です。イレウス管を留置するときにも使用されることがあります。

使用方法

① 患者さんより低くて水平な場所に、機器を垂直に置きます。患者さんへの逆流を防ぐためには 80 〜 100cm 以上の落差が必要なので、必要に応じて架台を使用しましょう。

② 排液バッグキット（例：メラアクアシール D₂ バッグ）の吸引ポート（青）から、ウォーターシール部に滅菌蒸留水を注入線まで注入（約 24mL）した後、バッグハンガーに吊り下げます。

③ バッグ接続コネクター（青）を排液バッグの吸引ポートに接続します。

④ 患者さん側のチューブがクランプされているか確認できたら、接続管で患者さんのドレーンと排液バッグをつなぎます。
　電源コードをコンセントに差し込み、サキューム表示灯が点灯したら、

⑤ 電源スイッチを 0.5 秒以上押して ON にします。

⑥ 吸引圧を設定（分・秒の設定に注意！）して、吸引を開始します。

⑦ 患者さん側のチューブに接続した接続管と排液バッグの吸引回路にエアリークがないことを確認できたら、患者さん側のチューブのクランプをゆっくり解除します。

使用上の注意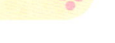

- 使用時には必ず水平な場所に垂直に設置してください。
- 機器の故障を防ぐために、水封には必ず滅菌蒸留水を使用しましょう。
- 使用前に、問題なく ON/OFF できるか、設定吸引圧に対してバーグラフが作動し正常に吸引できるか、滅菌製品の包装に異常がないか、確認してください。
- ドレーンがねじれたり外れたりしないように、確実に固定しましょう。
- チューブのミルキング時は、陰圧が変わることを確認しましょう。
- 排液バッグは容量を超える前に交換してください。また排液量にかかわらず、1 週間を過ぎたら交換しましょう。

こんなとき、どうする？

😺 うまく吸引できない！

　電源が入っているか、吸引圧が正しく設定（秒・分設定もチェック！）されているか、バーグラフは作動しているか、設定された圧を吸引できているか、などを確認します。

　また、回路にねじれや外れなどがないか、機器から患者刺入部までを入念に確認します。

🐾 アラームが鳴る！

リーク警報

　設定陰圧に対して回路内圧が 50%以下になる時間が 10 秒以上続くと鳴ります。吸引回路のねじれ、漏れ、外れがないか、水封水の量、排液バッグ内の排液量（容量を超えていないか）を確認します。

高陰圧警報

　設定圧に対して、− 20cmH$_2$O 以上の差が検知されたら鳴ります。回路の閉塞や排液内の出血を確認します。

バッテリー警報

　コンセントの接続を確認します。バッテリー運転開始後、60 分未満で警報が鳴った場合は、バッテリーのメモリー効果による影響が考えられるので、リフレッシュ作業を実施します。それでも改善しない場合は、バッテリーの劣化、内部電気回路異常の可能性があるため、点検・修理に出します（詳しくは製品の取扱説明書を参照ください）。

🐾 排液が出てこない！

　以下のポイントを確認しましょう。

- ドレナージの回路にねじれや外れ、閉塞はない？
  ▶ ミルキングやねじれの解除を行います。
- 吸引圧の設定は適正？
  ▶ 吸引圧が高すぎると、組織に吸着してドレナージ不良となります。挿入部位置と排液貯留量を確認しましょう。
- バーグラフが作動している？ 作動音はしている？ 各種操作が行える？
  ▶ 作動異常時はメーカーもしくは各病院で定められている方法・窓口に修理に出しましょう。

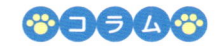

ドレーン管理の重要性と本書への思い
― 編集者の入院体験からの気付き

　ドレーン管理の重要性は、編集者として看護書を作ってきた経験からよくよく理解してきたつもりです。もちろん、私自身は医療者ではありませんので「雑誌や書籍の売れ行き＝読者のみなさんの関心の高さ」という捉え方で判断した範囲のものですが、ドレーンの企画は、いつも期待以上の反響だったことを覚えています。

　そして今もなお、数多くの雑誌や書籍でドレーン管理が解説され、またe-ラーニングなどでもラインナップに入り、貴重な学びとして看護師のみなさんに届いていることと思います。つまり「すでに良いコンテンツがたくさんある」状態、そう感じていました。

　そんな中、「ドレーン管理について、作り手としてもう一度向き合ってみよう」、そう思ったのはある年の春、私自身がとある手術で入院することになった時に遡ります。以前から少々の不都合があり手術を勧められてはいたのですが、命にかかわるものではなく、ついつい後回しに。そんな折、偶然にも素敵な医師との出会いがあり、思い直して手術を決意したのでした。

　数時間の手術は無事に成功し、経過も順調で、いよいよドレーンが抜去されれば退院という状況まで回復したある日、「ドレーントラブル」が発生します。「思いもよらぬ出来事」が重なったのですが、不幸にもドレーンが眼の前で身体の中に入り取り出せなくなった状態は大変衝撃的で、生涯忘れられないものになりました。その後は新たにドレーンを取り出す手術を受け、離床をやり直し無事に退院。今は元気に過ごしています。

　今までいくつかの看護書・雑誌に携わり、その中でドレーンを扱った「原稿数」は数十を超えるように思います。にもかかわらず、自身が体験するこ

とになったドレーンのトラブルがなぜ起こったのか、防ぐ術はあったのか、リオペ後のベッドの上で考えていました。私が「もう十分だ」と思ったのは大変な勘違いで、課題が無くなるわけではないし、新しく学ぶ人もおられる。私が現場に迫れず足りない内容もあったのだと思います。

　そして何より、作りはしたけど本当の意味で届けることはできなかったのかもしれない。不甲斐なさを感じると同時に、もう一度だけ、今の時代に読者の手に届く1冊を世に出そう、そう決意したのでした。

　幸い、そのようなタイミングで、私など及びもしない「看護書を届けること」に長けた、稀代の看護師である「かげさん」からご指名もいただき、本書をご一緒する機会を得ることができました。今、リオペ後に熱が下がらず、寝ているのか起きているのかわからない状態のなか、20年前に亡くなった祖母の夢をみたことが思い出されます。場所はおそらく実家の居間。奥の廊下から私のほうにゆっくり歩み寄り、こちらに顔を向けてにっこり笑い「がんばれ」と口の形が告げていました。亡くなったあと初めて夢に登場した祖母から命を救ってもらったように感じ、本書に向き合っています。

　かげさんのわかりやすい絵と文という後押しで、たくさんの読者のみなさんが理解を深めてくださることを願います。

（編集担当より）

おわりに

　本書のベースとなった月刊ナーシングのドレーン特集が刊行された後、部署異動や転職でさまざまな診療科のドレーン管理を行いました。どの種類のドレーンも知ってはいましたが、初めて扱うときはいつも不安になっていました。

　「今回初めてなので扱いについてサポートしていただけませんか」

　「〜〜はまだ不慣れなのでお声がけすると思います」

　「心配なので一緒に確認してほしいです！」

と、不安なこと、助けを求めることは、ドレーンに限らず、指導するような経験年数になった今でも声をかけています。

　自分より経験年数が少ない後輩にも、しっかり教わります。「大したことないですよ」「見るほどじゃないですよ」と言われることもあります。しかしながら医療は日々アップデートされているため、自分の知っている知識・方法が古かったり間違っているかもしれません。少しでも不安があれば声をかけるようにします。そうすることで新しい経験を積むことができました。

　言う（聞く）のはタダです。むしろ声をかけることで、相手に「そのほかのことは安心して仕事を任せられるな」と思って

もらえて良い信頼関係を築くことができ、より良い環境で看護を行うことができます。本を読むなどして勉強をすることも大切です。それに加えて今の自分の状況をしっかり相手に伝えることで、学びを経験に生かすことができます。ぜひ皆さんもやってみてください。

　今回ドレーンの本を作ってみて臨床現場はいいなと改めて感じました。ドレーンの目的を知っておくことで、いま目の前にいる患者さんのゴールが見えてくる。知識と実際に起こっている事象が結びつく感覚はとても充実したものになります。その体験や思いをこの本に盛り込みました。役に立つし、読んでみても楽しい。

　この本を読んだ皆さんも素敵な体験ができることを祈っています。

2024 年 9 月

かげ

索 引

欧文＆数字

C チューブ …………………………… 68

DEHP フリー ……………………… 16

EBS ………………………………… 65

ENBD ……………………………… 44, 65

ENGBD ……………………………… 68

ERBD ……………………………… 65

J-VAC®サクションリザーバー… 17, 18

PTCD ……………………………… 44, 65

PTGBA ……………………………… 68

PTGBD ……………………………… 44, 65

PVC フリー ………………………… 16

RTBD ……………………………… 65

SB バック ………………… 17, 19, 27

T チューブ ………………………… 68

Y 字カット留め …………………… 24

あ行

胃管 ………………………… 44, 61

胃管再建経路 ……………………… 76

イレウス管 ………………… 44, 61

ウィンスロー孔ドレーン ……… 70, 84

ウォーターシール ………………… 100

エアリーク ………………… 21, 75

栄養チューブ ……………………… 10

オメガ留め ………………………… 24

か行

開放式ドレーン ………………… 11, 12

外瘻化 ……………………………… 68

肝下面ドレーン …………………… 73

肝床部ドレーン …………………… 87

関節腔ドレナージ ………………… 95

肝切離面ドレーン ………………… 84

逆行性経肝的胆道ドレナージ ……… 65

胸腔ドレーン …… 20, 30, 44, 73, 75

胸骨後経路 ………………………… 76

胸壁前経路 ………………………… 76

経会陰経路 ………………………… 81

経皮経肝的胆嚢吸引 ……………… 68

経肛門経路 ………………………… 81

経皮経肝的胆管ドレナージ ……… 65

経皮経肝的胆嚢ドレナージ ……… 65

経腹壁経路 ………………………… 81

頸部ドレーン ……………………… 73

血腫腔ドレーン …………………… 44, 50

血性 ………………………………… 23

結腸溝ドレーン …………………… 78

高血圧性脳内出血 ………………… 53

後縦隔経路 ……………………………… 76

硬膜外ドレーン ………………………… 44, 50

呼吸性変動 ……………………………… 21, 75

骨盤底 …………………………………… 78

さ行

サンプ型 ………………………………… 14, 15

持続吸引式ドレナージ ………………… 13

縦隔ドレーン …………………………… 44, 57

受動的ドレナージ ……………………… 12

漿液性 …………………………………… 23

情報ドレーン …………………………… 8, 9

心嚢ドレーン …………………………… 44, 57

膵液 ……………………………………… 23

膵液瘻 …………………………………… 23, 90

膵管チューブ …………………………… 92

膵空腸吻合部ドレーン ………………… 91

膵上縁ドレーン ………………………… 70

膵断端ドレーン ………………………… 90

水頭症 …………………………………… 46

水封 ……………………………………… 20

頭蓋内圧亢進 …………………………… 45

ストーマ ………………………………… 80, 83

スリット型 ……………………………… 15

た行

大腿骨骨頭置換術後ドレナージ ……… 95

脱気ドレーン …………………………… 10

ダブルルーメン ………………………… 14

胆管空腸吻合部ドレーン ……………… 91

胆管チューブ …………………………… 92

淡血性 …………………………………… 23

胆汁瘻 …………………………………… 23

胆道ドレナージ ………………………… 65

胆嚢胆汁 ………………………………… 23

チェストドレーンバッグ ……………… 20

チューブ型 ……………………………… 14, 15

腸液 ……………………………………… 23

直腸前方切除術 ………………………… 81

治療的ドレーン ………………………… 8, 9

低圧持続吸引式ドレナージ …………… 13

低髄液症 ………………………………… 45

デュープル ……………………………… 14

トリプルルーメン ……………………… 14

ドレーン固定 …………………………… 24

ドレーンの留置部位 …………………… 44

ドレーン抜去 …………………………… 26

ドレーン閉塞 …………………………… 41

な行

内視鏡的逆行性胆道ドレナージ …… 65

内視鏡的経鼻胆道ドレナージ ……… 65

内視鏡的経鼻胆嚢ドレナージ ……… 68

内視鏡的胆道ステント ……………… 65

内瘻化 ……………………………… 68

乳び瘻 ……………………………… 23

ネラトン …………………………… 14

脳室ドレーン ………………… 44, 45

膿性 ………………………………… 23

脳槽ドレーン ………………… 44, 45

脳槽ドレーンの灌流処置 …………… 48

は行

排液ドレーン ……………………… 9

パウチ式ドレナージ …………… 17, 18

半開放式ドレーン …………… 11, 12

半閉塞式ドレーン …………… 17, 18

皮下ドレーン……………………… 44

左横隔膜下ドレーン …………… 70, 73

左傍結腸溝ドレーン ……………… 78

フィルム型……………………… 14, 15

プリーツ …………………………… 14

フルクテーション ………………… 75

ブレイク型 …………………… 14, 15

閉鎖式ドレーン …………… 11, 12, 17

ペンローズ ………………………… 14

ポリ塩化ビニル …………………… 16

ま行

慢性硬膜下血腫 …………………… 53

右横隔膜下ドレーン ……………… 84

右傍結腸溝ドレーン ……………… 78

ミルキング ………………………… 41

迷入 ………………………………… 25

メラサキューム ………………… 100

毛細管現象 ………………………… 11

や行

ヤコビー線 …………………… 44, 54

腰椎ドレーン ………………… 44, 54

予防的ドレーン …………………… 8, 9